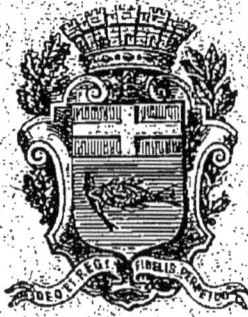

EVIAN MÉDICAL

PAR

Le Docteur Gaspard BORDET,

Ancien Interne des Hôpitaux,

Médecin de l'Hôpital,

Médecin de la Cie des Chemins de Fer P.-L.-M.

————— ·☆· —————

Mihi præter omnes angulus ridet.
Ce coin de terre me sourit plus
que tous les autres.
(Horace, livre II, Ode IV).

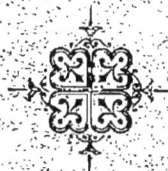

IMPRIMERIE A. DUBOULOZ

EVIAN-LES-BAINS

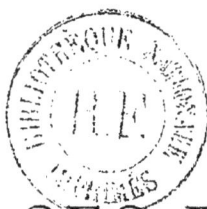

SES EAUX ALCALINES

ET FERRUGINEUSES

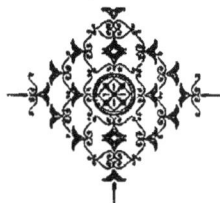

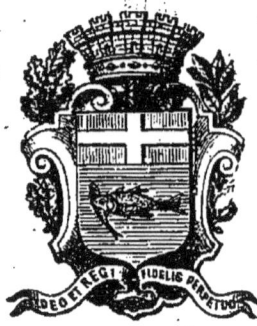

ÉVIAN MÉDICAL

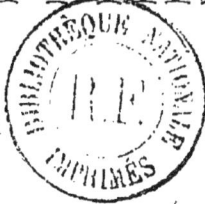

PAR

Le Docteur Gaspard BORDET,

Ancien Interne des Hôpitaux,

Médecin de l'Hôpital,

Médecin de la Cⁱᵉ des Chemins de Fer P.-L.-M.

Mihi prœter omnes angulus ridet.
*Ce coin de terre me sourit plus
que tous les autres.*
(HORACE, livre II, Ode IV).

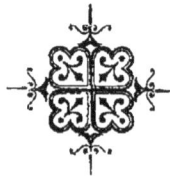

IMPRIMERIE A. DUBOULOZ

PREMIÈRE PARTIE

Cʜ. I.

EVIAN MÉRITE D'ÊTRE MIEUX CONNU

———

Si Evian est depuis longtemps le séjour favori des
vagues ennuis, des bonheurs inquiets, des lassitudes de
mondains et des monotonies de vies trop fortunées, c'est
aussi le rendez-vous de vrais malades qui viennent y
suivre un traitement sérieux, dans lequel ils trouvent
souvent la guérison et toujours du soulagement.

Justement apprécié comme séjour agréable, comme
villégiature de choix, Evian mérite d'être mieux connu
du monde médical. Notre station balnéaire, nous en
avons la conviction, est appelée à rendre d'importants
services dans grand nombre de maladies.

Notre but, en écrivant cette étude impartiale, est

d'indiquer à nos maîtres, à nos collègues d'internat, à tous nos confrères, ce que peut Evian l'été, de leur donner une idée de la façon dont nos eaux alcalines et ferrugineuses impressionnent l'organisme, afin qu'ils puissent décider en parfaite connaissance de cause, à quelles affections elles s'adressent.

Nous exposerons avec une exactitude scrupuleuse ce que nous avons observé, sans exagérer, sans nous attarder trop dans des considérations générales et théoriques, qui effraient le malade curieux d'étudier son mal, et dont n'a que faire le praticien qui veut être renseigné d'une manière précise.

Tous nos efforts tendront à rendre facile la lecture de ce travail, heureux si nous le laissons dans le cadre qui lui convient, si nous le conduisons jusqu'au bout, aussi loin de l'ennui d'un ouvrage trop didactique que de la sécheresse d'un prospectus.

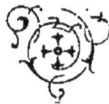

VILLÉGIATURE ET AÉROTHÉRAPIE

Une brillante « Éᴛɪɴᴄᴇʟʟᴇ », toujours aimable pour le pays des beaux arbres, compare le lac Léman à un immense collier de perles, égrenant parmi les verts ombrages, les blanches villas et les petits châteaux.

De toutes ces perles, la plus belle est la cité au quai de marbre, le pavillon du Jardin d'été de la France, la charmante ville d'Evian, gracieusement penchée sur les bords de ce lac de saphir où Lamartine aimait à bercer ses rêves.

Est-il possible de décrire les beautés de cette plage délicieuse à laquelle la nature a prodigué toutes ses richesses ?

Ces eaux de cristal qui reflètent l'azur du ciel et forment avec les montagnes et les rochers un si admirable contraste, cette luxuriante végétation, ces horizons grandioses, ces magnifiques lointains, ce tout merveilleux échappent à la plume aussi bien qu'au pinceau. Un peintre de grand talent, Monsieur de P... à qui nous demandions ses impressions sur le spectacle de notre rive, ne tarissait pas d'éloges enthousiastes sur cette grande débauche de couleurs éclatantes, inimaginables; et comme nous nous étonnions de ne pas le voir essayer son admiration sur la toile : « C'est fait, nous dit-il, mais c'est mal fait, ce n'est pas rendu. — Votre premier plan est insaisissable, et puis comment jeter dans un tableau toute la pureté, toute la fraîcheur de cet air et cette profusion de lumière capricieuse qui change à chaque instant et sème partout des nuances idéales, des tons ravissants mais inouïs, les teintes les plus vaporeuses mais les plus impossibles? Hier soir, quand le soleil avant de se coucher dans les montagnes du Jura a étendu son sceptre d'or sur le lac qu'il a embrasé c'était féérique, mais, en peinture, cette vaste nappe de feu serait absurde. Aussi votre pays, je viendrai le voir chaque année, mais je ne l'emporterai que dans mes souvenirs et jamais dans mes cartons. »

Ce panorama splendide, ces sites privilégiés qui charment les yeux, reposent l'esprit et le corps, font d'Evian une station balnéaire unique, appropriée aux dernières exigences, où le malade trouve à la fois le calme et la distraction. Tout, dans cette zone tempérée, concourt à donner aux grandes fonctions de l'organisme l'impulsion la plus forte et la plus salutaire.

Protégée des vents du Midi par les contreforts des Alpes, la ville jouit d'une température très douce ; les chaleurs de Juillet et d'Août, toujours tempérées par une légère brise, n'amènent jamais ces journées lourdes, brûlantes, qui accablent, anéantissent et créent un état nerveux des plus pénibles.

Cette température, égale sans excès, permet de cultiver en plein vent le figuier, le grenadier et beaucoup de plantes d'orangerie.

Ce court aperçu sur la beauté du paysage, sur les conditions cosmiques et telluriques, sur les agréments d'Evian n'est point un hors d'œuvre. Ce sont toutes causes, d'un grand secours dans le traitement, qui rendent la cure plus facile et le séjour agréable. Dans le choix à faire d'une station, dit le Docteur Macé, on doit tenir compte non seulement de la composition chimique de l'eau, mais aussi du climat, de l'altitude, des ressources de la station, des habitudes du malade, de ses dispositions morales.

Est-il besoin de rappeler l'influence du moral, la place que tiennent les chagrins dans l'étiologie des maladies ? Bordeu qui avait guéri des chevaux à l'aide de l'eau minérale, concluait que la distraction et l'imagination sont étrangères à la cure. — Mais combien de malades, d'âmes désespérées, ont emporté d'Evian une vie nouvelle uniquement parceque près de la source, dans la gaîté et l'animation ils ont trouvé la guérison dans l'oubli !

Evian se développe chaque année, parce que les heureux effets obtenus chaque saison sont mieux connus et plus appréciés. L'affluence toujours plus grande des baigneurs en est une preuve certaine. Mais il faut savoir que dans ces temps où l'usage des eaux se généralise et fait naître partout des stations, celles-là seules resteront maîtresses, à l'abri du caprice et de l'inconstance de la mode, qui sauront placer à côté des vertus incontestables de leurs sources, toutes les satisfactions du luxe moderne ; et, qu'il nous soit permis de le dire en passant, si le médecin fait beaucoup en signalant les heureux résultats que lui donnent les eaux, si le chimiste apporte son concours en sanctionnant l'expérience clinique, l'intelligente activité de la Ville, de la Société Cachat et l'initiative privée peuvent faire et feront plus encore. « Pourquoi n'avez-vous pas un righi chablaisien, nous disait un grand industriel, pourquoi ne pas faciliter l'accès de ces sommets admirables qui dominent Evian ? Vous devriez installer sur ces coteaux des fermes modèles, des vignobles en parfait état et essayer ici la cure de raisins et la cure de petit lait. »

Toutes ces créations demandent du temps ; mais ce que nous demandons pour l'heure présente, c'est de donner au malade le plus grand confort et aussi des distractions.

Nous ne saurions trop encourager le développement de toutes les innovations qui chassent l'ennui, qui prévoient les jours de pluie. S'il existe des tempéraments qui ne veulent que le calme des champs et la contemplation de la belle nature, il en est, c'est le plus grand nombre, qui, avec des goûts moins bucoliques préfèrent la science d'un orchestre au clapotement harmonieux des vagues ou au souffle moëlleux de la brise du soir.

Tous ces accessoires ont leur valeur. C'est l'opinion d'un prince de la médecine : « J'aime Evian, nous disait-il, j'y envoie des malades, parce qu'ils ne s'y ennuient pas ; ils boivent une eau souveraine dans certains cas et ils respirent un air pur, excellent dans tous les cas. »

Il est certain que l'air qu'on respire sur nos rives doit avoir sa bonne part dans les beaux résultats que nous obtenons.

Dans cette contrée, riche en hautes futaies et pauvre en usines, l'air ne connaît pas de souillure. Pas trop sec, vif et frais, il active l'hématose et donne à tous les organes un véritable renouveau. Les forces augmentent avec l'appétit, le sommeil est plus réparateur, les muscles sont plus souples, l'esprit est plus actif et le caractère plus gai.

Dans ce milieu plein de soleil et d'oxygène, on se sent vivre et on a envie de vivre.

Indépendamment des cas particuliers qui sont tributaires de nos eaux, on peut affirmer qu'Evian convient au lymphatisme, aux nutritions difficiles, aux pâles couleurs, à tous ceux que leur profession ou leurs plaisirs retiennent dans les grands centres pendant une grande partie de l'année, qui ont respiré des miasmes, et qui ont ce ralentissement de toutes les fonctions avec cette lassitude générale qu'on peut appeler la *cachexie urbaine*.

Est-il nécessaire d'appuyer notre dire sur des recherches scientifiques, nous n'avons qu'à reproduire ici l'observation de MM. Miquel et de Frendenreich qui ont étudié comparativement la pureté de l'air des montagnes et l'impureté de l'air pris à Paris (1). Ces savants observateurs ont trouvé dans dix mètres cubes d'air analysé à des époques fort voisines, les résultats suivants :

	MICROBES
De 1,000 à 2,000 mètres	0
Sur le lac de Thun (560 mètres	8
Au parc de Montsouris	7.600
A Paris, Rue de Rivoli	55.000

Ce tableau est assez éloquent pour que nous n'insistions pas davantage sur l'utilité d'une cure d'air dans un climat tonique et vivifiant comme le nôtre.

(1) *Semaine médicale*, 1883. — *Revue d'hygiène*, 1884.

ALCALINS ET FERRUGINEUX

Alcalins et ferrugineux, telles sont les deux grandes. richesses d'Evian.

Les sources alcalines jaillissent dans la ville même ; les eaux ferrugineuses se trouvent à une petite distance, à Amphion, à Grande-Rive et à Petite-Rive.

Eaux alcalines

Les sources les plus anciennes, celles qui ont commencé la réputation d'Evian sont :

La Source Cachat, connue depuis 1789,

La Source Guillot,

La Source Bonnevie.

Toutes trois ont à peu près la même composition.

Il serait injuste de contester à ces sources leur grande renommée, leurs longs et beaux états de service. Un siècle de vertu les met au-dessus de toute atteinte et même elles ne devraient pas craindre d'encourager sans les prendre sous leur tutelle les nouvelles sources, celle de *Clermont* et celle des *Cordeliers*, ces nouvelles venues, pleines d'avenir, qui feront aussi bien que leurs sœurs aînées dont elles ont du reste le même caractère.

Nous avons entendu soutenir que toutes les sources sortaient de la même nappe souterraine, qu'elles avaient toutes les mêmes qualités. C'est une erreur que l'observation démontre, à défaut de recherches géologiques; selon nous, il existe une différence capitale entre les sources exploitées et l'eau des fontaines publiques et nous ne saurions trop attirer l'attention de l'Administration sur l'entretien des travaux de captage, de façon à ce que chaque source reste parfaitement isolée.

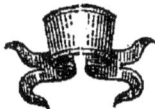

Matières bitumineuses, Manganèse Matières organiques ferrugineuses, Strontiane, traces impondérables.	PREMIER GROUPE				SECOND GROUPE		TROISIÈME GROUPE			
	Source BONNEVIE		Source MONTMASSON		Source GUILLOT		Nouvelles Sources et			
							Source VIGNIER		Source CACHAT	
NOMS DES SUBSTANCES Par litre	En volume cm. c.	En poids	En volume cm. c.	En'poids	En volume cm. c.	En poids	En volume cm. c.	En poids	En volume cm. c.	En poids
Gaz Oxygène	6,6	0,00946	6,4	0,00917	5,85	0,0382	5,2	0,00745	5,5	0,00788
» Azote	19,6	0,02456	19,2	0,02409	23,51		15,51	0,01947	16,5	0,0201
Acide Carbonique libre . .		0,03672		0,06569		0,0253		0,04753		0,03538
Bicarbonate de Potasse. . .		0,00372		0,00316		0,0062		0,0031		0,00388
» de Soude . . .		0,0134		0,00866		0,0194		0,00968		0,01401
» d'Ammoniaque .		0,00024		0,00021		0,0006		0,00026		0,00026
» Protoxyde de fer		0,0028		0,00208		0,0033		0,0044		0,00282
» de Chaux . . .		0,27878		0,26897		0,1256		0,2518		0,27797
» de Magnésie . .		0,12279		0,10582		0,2439		0,1127		0,1064
Chlorure de Sodium . . .		0,00244		0,00164		0,0037		0,00131		0,00104
Acétate de Chaux		0,00386		0,00661		0,01		0,00668		0,00577
Sulphate de Magnésie . . .		0,00283		0,00646		0,0068		0,00805		0,0081
Alumine		0,0036		0,00349		0,0027		0,0048		0,002
Silice		0,01312		0,01037		0,008		0,0097		0,01002
Phosphate de Soude . . .		Traces		0,00093		point		Traces		0,0006
Glairine.		0,0152		0,0196		0,035		0,0186		0,0146
Total des éléments . .	Grammes	0,53352	Grammes	0,53695	Grammes	0,5287	Grammes	0,50553	Grammes	0,51083

(Gaz Oxygène / Azote, Source GUILLOT : 0,0382 accolade commune aux deux lignes)

SOURCES DE L'ÉTABLISSEMENT MUNICIPAL

NOM DES SUBSTANCES PAR LITRE	SOURCE DE L'HOPITAL	SOURCE DES CORDELIERS	GRANDE SOURCE
Acide carbonique .	0,1254	0,1028	0,0791
» azotique . .	0,0040	0,0040	0,0038
» phosphorique.	0,0005	0,0005	0,0003
» chlorhydrique	Traces ·	Traces	Traces
» sulfurique . .	Traces	Traces	Traces
Silice	0,0100	0,0091	0,0048
Iode	Néant	Néant	Néant
Chaux	0,1104	0,1092	0,0915
Magnésie	0,0354	0,0348	0,0300
Potasse.	0,0020	0,0019	0,0018
Soude	0,0066	0,0063	0,0060
Oxyde de fer . . .	0,0014	0,0012	0,0005
Alumine	0,0020	0,0019	0,0016
Ammoniaque . . .	Traces	Traces	Traces
Total des substances déterminées	0,2907	0,2717	0,2195
Résidu solide par litre	0,300	0,280	0,220

Analyses de M. J.-A. BARRAL, à Paris, (décembre 1882)

L'eau d'Evian est une eau minérale froide, sans odeur aucune, d'une limpidité parfaite et d'une saveur très-douce qui en fait une boisson des plus agréables.

Sa faible alcalinité met à l'abri de tous les dangers que présentent certaines eaux alcalines fortes comme celles de Vichy.

C'est une eau qui aiguise le goût et développe l'appétit; elle produit une sensation de fraîcheur et déjà dans la cavité buccale, elle stimule les sécrétions du mucus et de la salive en les rendant plus fluides. Cette excitation se continue de la façon la plus favorable sur le tube digestif. Arrivée dans l'estomac, elle le nettoie, assouplit la muqueuse et favorise la circulation. Elle amène ainsi une sécrétion des sucs digestifs plus prompte, mieux élaborée, un travail musculaire plus énergique et plus mesuré; elle rend la chimification plus parfaite et la digestion plus rapide.

Très-légère, elle renferme des quantités bien pondérées d'acide carbonique, de chlorure de sodium et de carbonate de soude qui ne peuvent qu'aider puissamment aux fonctions digestives.

Elle ne contient pas la moindre trace de sulfate de chaux, ce qui la recommande aux constitutions les plus délicates.

Elle ne trouble pas le vin, et comme elle peut être transportée aux plus grandes distances sans subir aucune altération, avec toutes ses qualités, elle est réputée aujourd'hui la reine des eaux de table.

L'eau d'Evian est apéritive, elle est aussi diurétique.

Au moment de l'absorption ou peu de temps après, un besoin impérieux se fait sentir qui se déclare avant même que la vessie ne soit remplie. Les urines, dont la quantité est considérablement accrue, sont pâles, d'un jaune clair, limpides et exhalent peu d'odeur.

Des différents éléments, tant organiques que minéraux, celui dont le poids est le plus augmenté est l'acide urique. Or, nous savons que le calcul urique prend toujours naissance dans le rein, et, dit le professeur émerite à « *University College Hospital* » (1), c'est une circonstance heureuse quand il descend dans la vessie ; car son séjour dans le rein devient pour le malade une source de vives souffrances contre lesquelles la chirurgie ne peut rien et la médecine pas grand chose. Mais, une fois parvenu dans la vessie, généralement, c'est-à-dire neuf fois sur dix, il s'échappe avec l'urine sans le secours d'aucune opération. »

Un des plus grands mérites de l'eau d'Evian est d'obtenir sans peine la descente dans la vessie et l'élimination de ces petits calculs qui encombrent le rein, qui donnent lieu à des douleurs atroces, qui dénotent une grande prédisposition à la formation de la pierre et contre lesquels l'art est impuissant.

L'eau d'Evian a une action manifeste sur la peau qu'elle adoucit.

Grâce aux sels qu'elle tient en solution, elle saponifie les matières grasses qui lubrifient l'épiderme qui acquiert ainsi une douceur incomparable.

Elle ne détermine jamais ce que dans certaines stations balnéaires on appelle *la poussée,* c'est-à-dire une éruption cutanée qui le plus souvent n'est que le résultat d'une irritation exagérée, d'un bain trop prolongé.

(1) Traité des voies urinaires, par S. Henry Thompson.

Telles sont à grands traits les qualités de l'eau d'Evian.

Pour certaines personnes, elle aura toujours deux défauts énormes :

Elle n'a ni mauvaise odeur, ni mauvais goût!

Beaucoup de gens ont de la peine à admettre qu'une eau agréable peut être un remède énergique. Combien de fois n'avons-nous pas observé des baigneurs étonnés, désappointés, presque furieux après leur premier verre ; ils attendaient une boisson amère, désagréable comme une potion, et ils ont trouvé un breuvage excellent ; alors ils quittent la buvette avec un sourire d'incrédulité ou de doute, et ce n'est qu'après quelques jours qu'ils s'aperçoivent qu'une eau peut être bienfaisante, très efficace, sans être fétide, sans être détestable au palais aussi bien qu'à l'odorat. La confiance apparaît avec l'amélioration et souvent elle ne vient qu'à la suite des petits graviers.

Depuis que nous étudions l'eau d'Evian nous cherchons à déterminer exactement les divers effets qu'elle produit suivant qu'on la prend à des doses, petite, moyenne ou forte. Notre statistique jusqu'ici n'est pas assez considérable pour avoir force de loi. Néanmoins nous nous croyons autorisé à affirmer que les affections de l'estomac sont justiciables des petites doses et que les hautes doses conviennent aux maladies des voies urinaires.

Nous voudrions pouvoir constater l'effet des différentes doses sur des individus sains, mais cette étude offre trop de difficultés à cause de la diversité des constitutions et surtout à cause de l'impossibilité de rencontrer des sujets absolument indemnes de toute tache héréditaire, et qui veuillent se prêter à ces expériences. Du reste ces recherches ne pourraient pas établir la méthode à employer pour les malades; car l'eau, comme tous les médicaments, a une action qui varie suivant que le sujet est bien portant ou malade.

Eaux ferrugineuses

Les nymphes aux joues roses se promènent le long de la grève, à Amphion, à Grande Rive et à Petite Rive, tachètent de brun les bords du bleu Léman et éloignent par un gai murmure les fées aux pâles couleurs.

La source la plus importante, celle d'Amphion, comparable aux eaux de Spa, de Bussang, est très claire et doit sa limpidité à un excès d'acide carbonique qui tient en état de parfaite dissolution les éléments minéralisateurs, surtout les sels de fer.

La saveur styptique, atramentaire est légèrement masquée par la saveur aigrelette de l'acide carbonique et aussi par un léger goût sulfureux qu'elle doit à son passage dans des terrains tourbeux.

A sa sortie, elle dégage de nombreuses bulles d'acide carbonique. Cependant elle n'est pas assez gazeuse pour produire la plus légère action enivrante. Cela n'arriverait qu'à des doses très élevées.

Elle répand une faible odeur sulfureuse. L'hydrogène sulfuré qu'elle contient ne précipite pas les sels ferreux et il n'y a pas entre ces corps l'incompatibilité qu'on remarque entre les sels ferreux et les sulfures alcalins.

Exposée à l'air, à la lumière ou à la chaleur, elle ne tarde pas à perdre une grande partie de son acide carbonique et laisse déposer du carbonate de fer. Ce sel en absorbant de l'oxygène, perd lui-même de l'acide carbonique et finit par se transformer en hydrate ferrique brun. C'est ce qui forme sur le gravier cette couche ocreuse.

Les eaux de Grande Rive et de Petite Rive sont analogues à celles d'Amphion et méritent une installation tout autre que celle qui existe, qui est vraiment de l'Age de Fer !

Toutes ces eaux sont d'une conservation difficile et ne peuvent être transportées ; peu à peu l'acide carbonique se dissipe, il se forme un précipité d'hydrate de sesquioxyde qui apparaît dans les bouteilles sous forme de flocons bruns ; et comme le fer est plus facilement absorbé lorsqu'il est dissout, il faut boire ces eaux à la source.

Ces eaux ferrugineuses, dont l'assimilation et l'action élective sont plus promptes sous l'influence du traitement hydrothérapique, nous sont d'un grand secours. L'usage des ferrugineux, indispensable dans certaines affections générales telles que l'anémie et la chlorose, est encore indiqué toutes les fois que la médication alcaline doit être poursuivie pendant longtemps.

Ferrugineux et alcalins sont deux Puissances amies et alliées.

Voici comment Barns résume ses différentes publications sur la chlorose :

« Il faut commencer par calmer l'irritation vasculaire pour préparer l'absorption du fer, c'est ce que feront *les alcalins*. On obtient si souvent une telle amélioration au moyen de ce traitement, qu'on ne peut s'empêcher de voir que le sang a besoin d'alcalins aussi bien que de fer et qu'il a besoin *d'abord* d'alcalins.... Ce qu'on obtient dans la transfusion confirme ce que j'avance ; c'est une véritable résurrection qui suit l'injection du liquide alcalin. »

Amphion, Grande Rive et Petite Rive nous sont d'une grande utilité par leurs sources ferrugineuses et par leur situation éloignée. Il faut pour s'y rendre faire une course de 1000 à 2000 mètres, qui devient un exercice des plus salutaires. Et comme la route y va, très agréable, sur les bords du lac ou au milieu des villas, bien ombragée, c'est une promenade que nous n'avons pas de peine à imposer aux jambes les plus paresseuses.

ANALYSE DES EAUX D'AMPHION

FAITE A L'ÉCOLE DES MINES DE PARIS

EXTRAIT DES REGISTRES DU BUREAU D'ESSAI

Résultat se rapportant à un litre d'eau

SUBSTANCES CONTENUES DANS LES EAUX		
Acide carbonique libre et des bi-carbonates	0	132
id. des carbonates	0	145
Bi-carbonates de chaux	0	167
id. de magnésie	0	006
id. de soude	0	017
id. de potasse	0	Traces
Phosphate de soude.	0	000
Silice	0	007
Oxyde de fer, alumine	0	Traces
Acide sulfurique.	0	Traces
Acide chlorhydrique	0	Traces
Totaux.	0	474

ANALYSE DES EAUX

DE PETITE RIVE ET DE GRANDE RIVE

Faite par M. CHARVOZ,

Pharmacien-Chimiste à Evian.

Résultat se rapportant à un litre d'eau

SUBSTANCES CONTENUES DANS L'EAU DE PETITE RIVE		
Acide carbonique libre des bicarbonates et des carbonates	0	325
Bicarbonate de chaux.	0	125
id. magnésie	0	005
id. soude.	0	013
id. potasse	0	003
Oxyde de fer et d'alumine	0	008
Silice	0	007
Arsenic		Traces
Acide sulfurique		Traces
id. chlorhydrique		Traces
SUBSTANCES CONTENUES DANS L'EAU DE GRANDE RIVE		
Acide carbonique libre des bicarbonates et des carbonates	0	325
Bicarbonate de chaux	0	125
id. magnésie	0	005
id. soude.	0	013
id. potasse	0	003
Oxyde de fer et d'alumine	0	006
Silice	0	004
Arsenic		Traces
Acide sulfurique		»
id. chlorhydrique		»

HYDROTHÉRAPIE

L'eau d'Evian est prise surtout en boisson.

Chaque matin, les baigneurs se trouvent réunis autour de la buvette et absorbent sans peine 5, 10, 20, jusqu'à 40 verres d'eau. Hâtons-nous de dire que nous n'avons jamais conseillé et que nous désapprouvons ce dernier chiffre, incroyable, qui a été atteint et même dépassé par quelques buveurs aussi imprudents qu'enthousiastes.

Quand on voit toute cette foule boire, boire encore, boire toujours, on croirait assister au triomphe de la méthode dépurative; cette masse d'eau qui entre et qui sort, serait un puissant argument en faveur de la théorie ancienne qui conseillait de boire beaucoup pour faciliter l'expulsion des humeurs viciées.

Quelle est la quantité qu'il faut prendre? Combien peut-on boire de verres?

Il n'y a pas de règle absolue. Le tempérament, la constitution et la diathèse du malade, son âge, son sexe, aussi bien que la nature de l'affection, l'époque de la cure, la température de chaque jour sont autant de raisons qui font varier la dose. Le choix sera déterminé suivant l'effet que l'on recherche. Il est certain que si c'est un estomac délicat, il s'accomodera mieux des petites doses, surtout au début, tandis que s'il s'agit de favoriser la sécrétion biliaire ou de faire un lavage des voies urinaires, une grande quantité est indispensable, il faut conseiller la haute dose, qu'on n'emploiera jamais sans être sûr que le rein fonctionne très-bien.

Voici comment nous procédons d'habitude :

Quelques verres de 230 grammes, le matin à jeun, par petites gorgées, à un quart d'heure d'intervalle.

Nous ne voyons pas d'inconvénients à permettre les premiers verres dans le bain.

Entre chaque verre, un exercice modéré, une petite promenade est très utile.

Si l'eau est bien acceptée, si elle passe sans difficulté, nous augmentons peu à peu la dose, sans dépasser, à moins d'indications spéciales, 2000 grammes.

Le malade arrive ainsi par degrés au chiffre qui lui convient; il y reste pendant le temps nécessaire, puis, au lieu de suspendre brusquement, il descend échelon par échelon, c'est-à-dire verre par verre, pour éviter au rein qui a pris l'habitude de débiter 10, 15, 20 verres, une surprise parfois dangereuse.

Avec cette méthode, qui suit les indications quoti-diennes, qui, sans violence, aura raison des natures les plus impressionnables, nous n'avons pas à craindre les troubles gastriques de la saturation ou de la sursaturation et nous n'avons jamais eu d'accidents, même chez des personnes dont le muscle cardiaque affaibli avait de la peine à accepter une augmentation de pression dans le système circulatoire.

L'eau d'Evian est avant tout un remède interne; mais c'est aussi un remède externe et tout ici est agencé pour une hydrothérapie sérieuse.

L'hydrothérapie est la médication par l'eau employée sous toutes ses formes et à des températures variables (1).

Autrefois le traitement par l'eau était tout empirique. Priessnitz qui obtenait des cures remarquables au moyen d'une combinaison spéciale du chaud et du froid, avait eu le bonheur de faire ses premiers essais sur des rhumatisants, des goutteux, autant de malades qui réclamaient semblables procédés.

Fleury, le premier qui aie fait de l'hydrothérapie scientifique s'est inspiré surtout de la constitution médicale régnante et il a remporté d'éclatants succès avec sa méthode excitante en employant l'eau froide à titre d'agent reconstituant. Il est vrai qu'à ce moment l'anémie imprimait à la plupart des affections chroniques sa pâleur et sa faiblesse.

Aujourd'hui l'hydrothérapie, mieux observée dans ses effets, mieux comprise dans ses indications devient de plus en plus scientifique. Elle n'est plus basée sur des théories fantaisistes. C'est toute une thérapeutique qui a ses lois ; c'est un remède très puissant quand il est

(1) Beni-Barde.

opportun, quand le médecin le fait prendre avec discernement.

Certainement il faut respecter la constitution médicale de l'époque et savoir que dans ce siècle de l'injection de morphine, les nervoses abondent, les souffrances du système nerveux, épuisé par une vie à toute vapeur, dominent la scène. Toutefois, dans ces conceptions générales, il ne faut pas perdre de vue l'individu ni oublier que l'hydrothérapie peut varier avec chaque malade.

S'il est indiscutable qu'en modifiant la température de l'eau, sa pression, la forme et la durée de l'application, en donnant l'eau seule ou associée à d'autres agents thérapeutiques, le résultat varie, il n'est pas moins vrai que les mêmes moyens appliqués aux mêmes maladies agissent d'une façon toute différente suivant les personnes.

Une température de 32 à 35 degrés peut provoquer des accidents dans l'éréthisme nerveux; dans d'autres cas au contraire on rencontre une tolérance excessive, tolérance dont il faut se méfier. Tel grelotte dans un bain qui paraîtrait à un autre d'une chaleur insupportable. Une excitation qui réveille et fortifie un organisme, peut épuiser l'autre.

Les procédés mis en usage s'adresseront donc à la susceptibilité du malade autant qu'à la nature de la maladie. C'est cette loi que nous appelons la loi de l'accommodation, qui a amené dans les appareils de si grandes transformations, et qui exige une indication posée avec prudence, après un examen complet de la maladie et du malade.

« Avant d'envoyer votre client au bain ou à la douche,

nous disait un habile praticien, fort d'une longue expérience, étudiez-le à fond et surtout n'oubliez pas d'essayer
ses forces; le dynamomètre vous montrera que certaines
apparences athlétiques sont trompeuses, et il ne vous
arrivera pas de voir des baigneurs devenir plus faibles
que jamais après les premiers jours d'une excitation
trop forte. »

Toute la balnéothérapie externe repose sur la sensibilité des papilles du derme et sur la propriété qu'ont les
nerfs sensibles de pouvoir transmettre à la moëlle et au
Grand Sympathique les impressions qu'ils ont reçues. De
cette façon, les phénomènes de la vie végétative peuvent
être atteints aussi bien que ceux de la vie animale; c'est
ce qui fait que de tout temps la peau a été regardée
comme un des organes les plus importants. Les anciens
qui comprenaient tout le rôle de cet émonctoire, ne
manquaient jamais en arrivant près d'un malade de
consulter l'état de la peau et la suppression de la sueur
tenait à leurs yeux une grande place dans l'étiologie des
maladies.

La surface cutanée est sillonnée en tous sens par un
réseau nerveux très riche, qui lui donne une sensibilité
parfaite aux impressions extérieures, telle qu'elle
apprécie le chaud et le froid beaucoup mieux que les
muqueuses.

C'est par une action toute mécanique sur le système
nerveux et sur la circulation périphérique qu'on explique
les effets de l'hydrothérapie.

L'eau agit soit par sa température soit par sa projection. Mais en outre, il existe dans l'eau d'Evian des

substances qui exercent une action spéciale sur la peau qu'elles assouplissent en relâchant les fibres contractiles, en ouvrant les pores. Cette eau entraîne en les soponifiant les matières grasses répandues sur le tégument. Si l'on se rappelle qu'une couche de vernis sur toute la surface cutanée amène la mort, au bout de quelque temps, on appréciera tout le prix de cette propriété pour certains épidermes secs, rugueux, sur lesquels les matériaux de déchet, sans former un enduit imperméable, s'accumulent en assez grande quantité pour nuire au fonctionnement régulier et amener sinon la mort, du moins des accidents sérieux.

L'hydrothérapie veut une échelle assez étendue; ce n'est qu'en variant la température qu'il est possible d'obtenir à volonté l'excitation ou la sédation, un effet tonique ou déprimant.

Nous employons l'eau depuis 12°, sa température naturelle jusqu'à 50°.

Suivant les degrés ou mieux selon les individus, l'eau est dite *glaciale, froide, fraîche, dégourdie, tiède, chaude, très chaude.*

Il serait trop long d'étudier sur toute cette gamme ce qui se passe dans l'application hydriatique. Sans nous attarder à toutes ces nuances, nous allons résumer dans le tableau suivant les effets physiologiques et thérapeutiques du froid et du chaud, et nous nous bornerons à quelques réflexions sur l'action de l'eau froide, tiède et chaude. C'est la division la plus commune.

	Froid	Chaud
1° Sur la sensibilité tactile.	Il l'augmente d'abord, puis il la diminue en agissant sur les filets nerveux qui perdent une partie de leur conductibilité.	Modéré, il l'augmente. Exagéré, il la diminue.
2° Sur la chaleur propre	L'effet varie suivant la forme et la durée de l'application, et suivant l'étendue de la région exposée au refroidissement.	Il peut augmenter la chaleur propre de 1 à 2 dixièmes.
3° Sur la respiration	Sans l'accélérer, il la rend plus ample et plus profonde.	S'il est sec, il la ralentit. Humide et élevé, il l'accélère.
4° Sur la circulation	Il la diminue.	Il l'accélère.
5° Sur le système musculaire	Il diminue la contractilité qu'il peut même anéantir.	Modéré, il l'augmente, très-élevé, il la diminue.
6° Sur le système nerveux	Excitation.	De 25 à 30°, sédation ; de 30° et au-dessus, excitation.

EFFETS PHYSIOLOGIQUES

(*) Beni-Barde.

EFFETS THÉRAPEUTIQUES

1° *Toniques excitants*
{ Application froide de courte durée avec pression plus ou moins énergique.
Lotions. Ablutions. Bains. Douches, etc.

2° *Sédatifs*
{ Bain tiède à eau tranquille.

3° *Révulsifs*
{ Application successive du chaud et du froid.
Douche écossaise, etc.

4° *Diaphorétiques*
{ Application du chaud sec ou humide.
Etuve sèche. Etuve à la lampe. Maillot. Bains de vapeur, etc.

Nous appelons *froide*, une eau de 12 à 20ᵈ
　　　　　　tiède,　　　　de 20 à 30°
　　　　　　chaude,　　　　de 30 à 45°

L'eau froide produit des effets toniques et reconsti-
tuants en augmentant la vitalité de tout l'organisme.
Elle a d'autant plus d'action que sa température est plus
basse et que la masse liquide est plus agitée.

Appliquée sur la peau, elle exerce sur les extrémités
nerveuses une excitation manifeste; elle met en jeu les
vaso-moteurs.

Que se passe-t-il dans le bain froid?

Après une sensation de froid plus ou moins prononcée,
qui s'accompagne souvent d'un tremblement général,
d'un frisson, peu à peu la chaleur revient et avec elle,
le calme et un bien-être nouveau. Nous assistons là à
deux phénomèmes qui se succèdent, un d'anémie et l'autre
de fluxion. Le sang s'éloigne de la périphérie pour y
revenir bientôt avec plus de force. Cet afflux de liquide
sanguin, ce retour puissant, voilà ce qui constitue toute
la *réaction*.

Ce phénomène qui est l'élément essentiel, la base de
la thérapeutique balnéaire, n'est pas constant; il peut
ne pas avoir lieu, et alors, on n'a que le refroidissement,
avec toutes ses conséquences possibles. Il faut donc à
tout prix obtenir la réaction.

La puissance de réaction varie avec chaque individu.

On sait qu'elle est plus facile avec une eau plus froide
et plus agitée, avec un sujet plus fort, et si, au moment
d'employer le froid, la température extérieure et celle du
corps sont très élevées. Aussi, pour l'assurer, un exercice

préalable est tout indiqué, un exercice modéré, sans fatigue, qui sans aller jusqu'à la sudation développe une bonne moiteur.

L'application froide doit être énergique, mais courte : Quelques secondes, deux minutes au plus, suffisent.

Si on veut insister et dépasser les limites d'une durée convenable, qu'arrive-t-il ? La chaleur de la réaction disparaît pour faire place à une seconde sensation de froid, un second frisson, et il peut en résulter des congestions internes.

L'eau tiède n'est pas indifférente, comme le croient beaucoup de gens. Employée selon la forme voulue et la durée nécessaire, elle jouit de propriétés calmantes indéniables et des plus utiles.

Il est vrai qu'à l'aide du chaud et du froid nous obtenons aussi ces effets sédatifs ; mais alors ils sont dus à la détente du système nerveux qui suit l'irritation, et le calme n'est que le résultat d'une fatigue, tandis qu'avec l'eau tiède, sans choc ni pression, on procure une sédation lente à l'abri de toute surprise dangereuse.

La douche et le drap mouillé appartiennent plutôt à l'eau froide ; cependant nous les employons quelquefois à la température tiède, au début du traitement chez des personnes délicates, d'une nature craintive, chez celles plus impressionnables encore qui n'acceptent pas une application froide brusque.

L'eau tiède s'emploie surtout en bain.

Le bain tiède assouplit le tissu de la peau qu'il rend plus perspirable ; il dilate les vaisseaux, régularise l'émission du colorique et provoque les urines. Aussi dans notre Station où les maladies des voies urinaires abondent, le bain est-il d'un grand secours et évite très souvent, à lui seul, l'intervention chirurgicale.

Aujourd'hui, grâce au perfectionnement des appareils, on peut faire prendre aux muqueuses des parties rectales de l'intestin, au vagin et au col de l'utérus, de véritables bains. L'action de l'eau s'exerce tout aussi bien sur les muqueuses que sur la peau, et l'hydrothérapie appliquée de cette façon, dans certains cas de métrite chronique ou de leucorrhée rebelle, donne des résultats inespérés, des guérisons complètes. C'est un lavage tout aussi puissant que le lavage de l'estomac ou le lavage de la vessie.

L'*eau chaude* produit une irritation sur l'ensemble du système nerveux; elle accélère la circulation, détermine une hyperémie de la peau et finalement amène la transpiration.

Sur les fonctions organiques, elle agit à peu près comme l'eau froide, avec cette différence que, loin d'avoir l'effet tonique du froid, elle fait plutôt naître un état de lassitude, un énervement pénible. Aussi après une température élevée, sous forme de bain, maillot ou fumigation, une effusion froide rapide fait le plus grand bien. Voilà sans doute la raison de la *douche écossaise,* douche chaude qui commence à 35°, pour s'élever insensiblement jusqu'à 45°, 50° et qui est suivie d'une douche très froide et très courte. Peu excitante et toujours tonique, réveillant à peine les douleurs, la douche écossaise est un moyen très efficace. Nous ne dirons pas qu'elle est agréable à tous, mais sa durée de quelques minutes seulement l'a fait accepter de tous et les plus pusillanimes s'habituent à cette transition brusque du chaud au froid.

Ch. V.

LE SECRET DE L'EAU D'EVIAN

———

Quel est le mode d'action de l'eau d'Evian? A quels principes doit-elle ses vertus curatives?

Dans tout traitement thermal, en outre des conditions hygiéniques qui se rencontrent dans la Station et des divers modes d'administration de l'eau, de l'hydrothérapie proprement dite, il faut tenir compte de l'action intime de l'eau, envisager l'eau comme médicament.

Nous venons de voir que, pour le traitement externe, il est hors de doute que l'eau exerce son influence par l'intermédiaire du réseau nerveux, qu'employée à des températures variées et d'une manière continue pendant un certain temps, elle détermine une excitation qui imprime au système nerveux une modification durable.

Si l'on se rend compte de la façon dont la balnéothérapie impressionne l'organisme, si l'on explique une
partie des heureux résultats par les conditions hygiéniques exceptionnelles qui se rencontrent à Evian, l'interprétation de l'eau comme remède est plus difficile.

L'action de ce remède tout aussi vraie, tout aussi
manifeste dans ses effets, l'est beaucoup moins dans sa
cause.

Quel est le secret de ses vertus ? Pourquoi une minéralisation si faible est-elle si active ?

Nous entrons dans le champ des hypothèses.

La Chimie n'a pu jusqu'ici voir dans cette eau que des
alcalins en très faible quantité et a de la peine à admettre
que de si petites doses produisent de si grands effets.
Mais, comme l'enseigne Durand-Fardel, il n'existe pas
de relations très directes entre la composition chimique
des eaux minérales et leurs propriétés thérapeutiques.
La Chimie, dit encore Gueneau de Mussy, ne trouve
guère que ce qu'elle prévoit d'avance pouvoir trouver;
savons-nous si des substances plus actives, encore incon-
nues, n'existent pas dans les eaux minérales et n'en
modifient pas les propriétés?

Si la Chimie reste muette ou hésite devant les faits
rigoureusement observés que lui soumet la Clinique,
devons-nous agréer comme interprétation scientifique,
l'état électrique, la vie des eaux minérales? Faut-il
admettre la théorie de la grande division des principes
qui nous rapprocherait de la doctrine d'Hahnemann et
ferait de notre eau un argument en faveur de l'homœo-
pathie?

Pour nous, jusqu'à plus ample informé, nous croirons

que l'eau d'Evian doit sa vertu *à ses éléments minéra-*
lisateurs qui s'y trouvent dans des proportions adéquates
à leur maximum d'action.

Des doses médicamenteuses minimes, à raison de l'état
moléculaire qu'elles revêtent dans les eaux minérales,
agissent avec beaucoup plus de force qu'elles ne le feraient
dans une solution obtenue par les procédés pharmaceutiques ordinaires. Thompson nous en donne la preuve dans
l'observation suivante : Avec un grand verre d'eau de
Friedrichshall, on obtient un effet purgatif. Dans ce
verre, il y a 1 gr. 75 de sulfate de soude et 1.33 de
sulfate de magnésie. Donnez la même dose prise en
pharmacie, vous n'avez aucun effet appréciable.

Voilà donc des faits indiscutables et qu'on ne parvient
à expliquer qu'avec notre théorie.

C'est encore cette pondération parfaite des éléments
minéralisateurs qui rend l'eau d'Evian si légère, d'une
digestion si facile, et qui permet de la boire en grande
quantité.

Les expériences de MM. Genth et A. Robin ont établi
que l'ingestion d'une grande quantité d'eau augmente
l'excrétion de l'urée et des sels de l'urine, par un lavage
plus complet des tissus et une désintégration moléculaire
plus parfaite.

Notre eau prise en abondance, augmente la tension
qui sollicite la fonction rénale et il s'établit une diurèse
qui entraîne tout ce qui encombre les voies urinaires.
Votre eau, nous disait un homme d'esprit et d'observation, *n'agit pas par ce qu'elle apporte, mais par ce*
qu'elle emporte.

Ch. VI.

LA JOURNÉE DU BAIGNEUR

« L'hydrothérapie, disait le professeur Bouchardat, n'acquiert une grande valeur que par la réunion de soins hygiéniques bien appropriés. Elle ne produit aucun bien, nuit même, quand telle condition qui n'a point apparu aux imitateurs ou qui ne leur a semblé qu'accessoire est négligée. »

Il serait oiseux d'insister sur l'importance, sur la nécessité de l'hygiène dans le traitement hydrothérapique. Nous ne voulons pas développer ici les lois de l'hygiène, mais simplement rappeler quelques conseils utiles à ceux qui veulent faire une cure sérieuse.

Trop souvent la journée du baigneur à Evian est celle d'un touriste qui s'amuse et non celle d'un malade qui se soigne.

Le baigneur consciencieux se lèvera de bonne heure pour se rendre à l'Etablissement. Il boira l'eau, en se conformant exactement aux prescriptions médicales. Si le temps est à la pluie, beaucoup plus frais que la veille, il est prudent de restreindre la quantité d'eau qu'on a l'habitude d'absorber, parce qu'alors l'estomac accepte l'eau plus difficilement, les fonctions cutanées sont moins actives et quoique les bains et les douches donnent à la peau une énergie plus grande, il faut éviter de surcharger la fonction rénale.

Après son traitement le baigneur ira à ses occupations. — Occupations ici sont synonymes de distractions, et certes, elles ne lui manqueront pas. — Excursions aux alentours, ascensions de montagnes, courses en petits et en grands bateaux, tout se prête à un programme varié qui fournira à chaque jour un plaisir nouveau.

Le Guide très complet de M. A. Besson lui donnera toutes les indications utiles.

Il faut apporter dans ce choix une sage réserve. Si certains estomacs, si certains foies demandent beaucoup d'exercice, d'autres veulent le repos. S'il est vrai qu'on digère *avec les jambes,* il n'est pas moins vrai que certaines digestions ne s'opèrent que dans la somnolence de la sieste, au milieu des nuages d'un bon cigare, ou dans le charme d'une conversation assise. Nous connaissons des goutteux et des catarrhes de vessie qui ignorent le châtaignier de Neuvecelle et qui préfèrent à la voiture la mieux suspendue un délicieux far-niente sous les ombrages du port ou les joies innocentes de la pêche à la ligne.

Quel régime doit-on adopter ?

Il est difficile de poser des règles fixes qui s'appliquent à tous les cas.

Le régime le plus convenable est celui qui donnera *la variété à la santé et l'uniformité à la maladie,* qui sera tonique ou léger et rafraîchissant selon l'indication, et surtout celui qui sera simple et sobre.

Un des premiers bienfaits d'Evian est de réveiller l'appétit, et trop souvent, le menu vous invite encore à le satisfaire outre mesure. Nous ne voulons pas être trop sévère, nous n'exigeons pas la statue de la Tempérance sur chaque table d'hôte, pour intimider les convives; mais il est bon que les estomacs les plus ouverts se contentent des deux repas quotidiens. Le déjeuner est à 10 heures, le dîner, à 5 heures 1/2; ce sont des heures très convenables, qui s'accordent avec le traitement du matin et les promenades de l'après-midi.

L'alimentation sera mixte, en partie azotée, en partie végétale, composée de légumes verts et de viandes blanches et noires simplement assaisonnées. On fera un usage modéré des féculents et on laissera de côté certains légumes qui contiennent des principes nuisibles. Le lait et les œufs sont des aliments complets que nous recommandons. Le poisson du lac est excellent, et tel qu'on a l'habitude de le servir, après une cuisson suffisante, il ne transmet jamais le tœnia.

Les fruits ont été proscrits à cause des acides qu'ils contiennent. Il est vrai que certains acides, oxalique et hippurique résistent à la combustion physiologique, mais d'autres, comme les acides tartrique, malique, acétique, lactique et citrique, sont totalement brûlés dans l'organisme, et même on a observé que les acides végétaux produisaient sur l'économie animale des effets analogues à ceux de l'eau alcaline. Aussi les fruits de belle qualité et de toute maturité, les cerises, les pêches, les raisins et les fraises, *ces amies de Fontenelle,* composeront-ils toujours un dessert aussi inoffensif qu'agréable, interdit seulement à ceux qui ne doivent jamais toucher au sucre.

Comme boisson, choisissez un vin d'un certain âge et peu chargé de substance tannique. Le Bordeaux a toujours été le vin de prédilection des malades. Dans certains cas de digestion languissante, un peu de cognac étendu d'eau remplace utilement le vin. Beaucoup de baigneurs se sont trouvés bien de l'usage des vins blancs du pays; peu alcooliques, pauvres en tannin, contenant de la potasse, ils sont légers et ont une action diurétique manifeste.

Les liqueurs et la bière sont défendues, surtout la bière; si Scudamore exagérait en affirmant que l'Hermitage rouge et le Bourgogne renferment la goutte à chaque verre, Todd a raison de dire que la bière est par excellence l'aliment de la goutte. Nous avons constaté dans un cas de catarrhe vésical des accidents aigüs très sérieux survenus à la suite d'un seul verre de Stout.

En résumé, le baigneur, surtout celui qui fait de l'acide urique, n'usera qu'avec la plus grande modération *des alcooliques, du sucre et des graisses.*

L'obligation de se lever tôt, la fatigue du traitement, les efforts d'un exercice nouveau, les distractions elles-mêmes ont si bien rempli la journée que la provision des forces est épuisée et que la réparation de la nuit devient une nécessité absolue. Les vrais malades à qui 7 à 8 heures de sommeil sont indispensables feront bien de se contenter des premiers numéros du concert ou de quelques pas à la fraîcheur du soir.

Nous avons pris le baigneur à l'aube, pour l'accompagner de l'étoile du matin à l'étoile du soir !

Avant de le quitter, à l'heure du couvre-feu, nous lui rappelons que les Anciens qui aujourd'hui encore ont raison, attribuaient moult méchantes farces à Vénus et à Bacchus. Le calme d'une belle soirée est la meilleure introduction au repos de la nuit; livrez vos sens à ses charmes, ce sera une jouissance ineffable et tout innocente, mais laissez toujours flotter votre pensée dans le mystère d'un ravissant clair-obscur ou dans le vague souvenir du chemin parcouru.

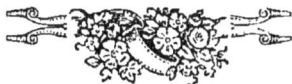

SECONDE PARTIE

Ch. I.

ESSAI SUR LES MALADIES JUSTICIABLES D'ÉVIAN

Pour mettre l'hydrothérapie à l'abri des accusations injustes portées contre elle, pour lui conserver dans le cadre thérapeutique la place qu'elle mérite, il est de toute nécessité, dit Beni-Barde, qu'elle n'intervienne qu'après une étude approfondie des indications et des contre-indications.

Quelles sont les maladies justiciables des eaux d'Evian et à quelles affections s'adressent-elles spécialement?

Une observation exacte des faits, un examen rigoureux et impartial vont nous le dire.

Nous écarterons avec soin tous les cas douteux, convaincu avec Durand-Fardel « qu'on fait plus pour une station en éloignant les malades qui n'y trouvent pas du soulagement, qu'en trompant par des paroles mensongères médecins et malades. »

§ I. Affections des voies urinaires.

Aujourd'hui il n'est pas un spécialiste qui méconnaisse Evian. Tous les auteurs classiques, en parlant du traitement des maladies des voies urinaires, nomment Evian. Le professeur Voillemier, dans son ouvrage qui a été continué avec tant de succès par le chirurgien de l'hôpital St-Louis, place nos eaux parmi les plus recommandables dans les inflammations chroniques de la vessie.

Les cystites sont très nombreuses. Quoique toutes soient justiciables d'une cure à Evian, nous n'indiquerons dans cet écrit que les variétés les plus communes.

Nous voulons signaler les cystites *de cause externe,* celles qui arrivent chez les rhumatisants à la suite d'un refroidissement; celles consécutives à un accouchement laborieux; celles qui résultent d'un cathéterisme mal fait ou pratiqué avec des instruments malpropres.

Les cystites *de cause interne,* qui sont dues à la présence de calculs ou à l'altération de l'urine qui a subi la fermentation, à la suite d'un séjour trop long dans le réservoir. Ces dernières, particulières aux rétrécissements et aux affections de la prostate, se rencontrent surtout chez les vieillards.

Avec les progrès de la Chirurgie qui a fait de la lithotritie une opération précise et presque sans danger, la cystite calculeuse tendrait à devenir une rareté, si le diagnostic était posé de bonne heure; mais presque toujours le petit graviĕr, oublié derrière la prostate, se fait gros dans sa retraite, à l'insu du malade et de son médecin. L'eau d'Evian est parfaite dans ces cas douteux;

en demandant à la vessie un travail plus actif, elle exagère les symptômes, elle oblige à un examen plus sérieux qui finit par découvrir la pierre.

Combien de calculeux qui sont partis d'Evian pour Paris, pour Lyon, pour Londres, emportant l'adresse d'un Spécialiste, et qui sont revenus après l'opération, boire notre eau pour laver leur vessie et éviter une récidive. Nous connaissons un habitué d'Evian, M. le commandeur P... qui, en peu de temps avait dû subir trois opérations et qui, depuis qu'il vient à nos sources, n'a plus eu besoin d'intervention chirurgicale. Il nous disait avec quelque malice : La lithotritie, c'est très beau, mais je trouve qu'Evian est plus agréable et *peut-être moins cher!*

L'eau d'Evian est encore un élément précieux de diagnostic dans beaucoup de cas, qui nous sont adressés sous la dénomination vague de *troubles urinaires, incontinence, paralysie de la vessie.*

Nous n'avons pas souvent affaire ici à des états aigus. Ce sont ordinairement des affections de vieille date, qui ont déjà épuisé la longue série des moyens pharmaceutiques. Dans la plupart des cas, tout se borne à des troubles de la miction et à des altérations de l'urine. Dans ces chronicités, la fièvre ne reparaît qu'avec une complication ou une recrudescence ; à la longue, la douleur a perdu son intensité. Cependant chez Mme T***, d'Oran, une jeune mère qui avait eu avec son premier enfant une cystite du col, nous avons observé des douleurs atroces et presque continues après sept mois comme au premier jour, qui n'ont trouvé de soulagement que dans nos eaux.

Les troubles de la miction qui privent de sommeil et

affectent le moral jusqu'à l'hypocondrie, sont de la plus haute importance et méritent toute l'attention.

Si le sujet a des envies d'uriner plus fréquentes pendant la nuit et le matin, si le liquide sort sans souffrances vives mais sans force, en un mince filet qui tombe à ses pieds, il faut prévoir une hypertrophie de la prostate, affection qui peut s'accompagner de rétention complète ou incomplète.

Une miction douloureuse, un jet mince qui a conservé sa force mais qui s'échappe en s'éparpillant (en tire-bouchon) annoncent un canal rétréci.

Enfin si le malade voit le jet brusquement interrompu, s'il souffre davantage après la miction, il doit accepter une exploration; qu'il urine du sang ou non, il y a probabilité de pierre.

Les altérations de l'urine doivent être connues, puisque dans maintes circonstances, elles font tout le diagnostic; mais quelquefois, c'est un signe trompeur comme dans le cas suivant:

M. C***, qui avait déjà fait sans résultat deux saisons à Contrexeville, est envoyé ici. Après les premiers verres qu'il boit sans prendre conseil, il a une incontinence nocturne qui l'effraie et nous appelle auprès de lui. Il nous raconte qu'il vient d'émettre des urines involontairement, ce qui l'*étonne beaucoup*, puisque dans la soirée et pendant les jours précédents, l'urine a été abondante et très limpide. Une exploration locale minutieuse nous fait découvrir la cause de cet accident. Notre malade est allé à la buvette sans se douter qu'il avait une de ces affections graves qui trop souvent passent inaperçues, *une hypertrophie de la prostate avec dilatation de la* *vessie*. Cette rétention incomplète, dont le diagnostic n'avait pas été fait, l'eau d'Evian l'a mise en évidence. Peu à peu et sans complications sérieuses, nous avons obtenu un débit régulier ; la sonde et le séjour dans un air tonique ont fait disparaître les troubles gastriques dont il souffrait depuis trois ans et qui étaient produits par une intoxication lente, occasionnée par la présence continuelle d'une trop grande quantité d'urine dans la vessie.

L'urine n'en est pas moins le plus souvent une messagère fidèle qui nous apporte des nouvelles certaines du rein et de la vessie. Les urines de la cystite chronique peuvent contenir un liquide filant comme du blanc d'œuf, du mucus ou du muco-pus. Dans le catarrhe, on verra au fond du vase une masse visqueuse, glaireuse, qui se détache en un seul bloc ou qui reste adhérente aux parois. Souvent le dépot prend l'aspect d'une couche homogène, blanchâtre ou jaune pâle ou même tirant sur le vert, plus ou moins épaisse, qui reste au fond du vase et se sépare nettement de l'urine ; c'est alors la cystite purulente, telle que nous l'avons observée chez une malade qui nous était adressée par M. le professeur Poncet de Lyon, chez M. B. de Grenoble, chez M. L. de Cluny et tant d'autres. C'est dans ces cas que l'eau d'Evian fait merveille, surtout si le malade peut supporter les hautes doses, ce qui est la règle, et rester le temps voulu, ce qui malheureusement est l'exception.

Dans ces phlegmasies anciennes, l'urine contient encore des débris épithéliaux, des globules sanguins et d'autres éléments figurés. Elle subit parfois dans la vessie la fermentation que les uns attribuent à la présence d'or-

ganismes inférieurs et qui pour d'autres serait due à
l'action du mucus altéré jouant le rôle de ferment. Elle
dégage alors à sa sortie une odeur ammoniacale très
accusée.

Les affections rénales sont, elles aussi, tributaires
des Eaux d'Evian.

Il est acquis que la sécrétion urinaire est soumise à
trois conditions :

1º *Intégrité du mécanisme de la circulation rénale ;*
2º *Intégrité du sang ;*
3º *Intégrité de la glande.*

Qu'une perturbation survienne, qu'une de ces trois
conditions vienne à faire défaut, l'albumine peut passer à
travers les tubes sécréteurs du rein. Il y a *albuminurie,*
symptôme qu'on retrouve dans plus de maladies qu'on
ne croit et qui est constant dans certaines inflammations
du rein.

Suivant la localisation de la phlegmasie, suivant sa
forme et les dégâts qu'elle cause, elle prend des noms
différents, néphrite *parenchymateuse,* néphrite *interstitielle,* néphrite *scarlatineuse.*

La première est caractérisée par une augmentation
de volume du rein, c'est le gros rein blanc ; la seconde,
par l'atrophie, c'est le petit rein rouge ; et la dernière
dont les lésions seraient celles de la néphrite interstitielle
aigüe, est caractérisée par la dégénérescence amyloide.

Les résultats obtenus jusqu'ici proclament bien haut :

Qu'Evian convient à toutes les albuminuries par lésions
rénales, quelle qu'en soit l'origine, diabète, graviers,
balsamiques ou autres ;

Qu'Evian réussit très-bien dans certaines albuminuries par altération du sang, dans ces albuminuries qui sont précédées, accompagnées ou suivies d'hémoglobinurie. Dans ces cas, Evian opère avec le fer et les alcalins, en relevant la nutrition générale;

Qu'Evian est de toute efficacité dans la néphrite paren-chymateuse.

On sait que cette dernière est caratérisée par une fluxion plus ou moins intense, avec chute de l'épithelium principalement dans les canalicules droits; ces débris de l'épithelium qui se détache et le mucus occasionnent un encombrement momentané, et l'urine est diminuée. Après la période d'acuité, lorsque les phénomènes aigus ont cessé, si l'albumine persiste, l'indication d'une diurèse s'impose pour faciliter et hâter l'élimination des débris morphologiques. Comme il faudra faire passer dans le rein la plus grande quantité possible de liquide, le meilleur diurétique sera celui qui, sans modifier sensiblement la composition organique de l'urine, augmentera la sécrétion aqueuse. L'eau d'Evian remplit ce but d'une façon admirable; elle sera surtout utile avant l'apparition dans l'urine, des cylindres granulo-graisseux et hyalins qui annoncent l'atrophie.

Nous voulons encore appeler l'attention sur l'heureux emploi de la médication hydriatique dans les inflamma-tions du bassinet et du tissu du rein, consécutives aux inflammations vesico-uréthrales et dont le début est si insidieux.

Comment reconnaîtrons-nous la pyélite et la pyélo-néphrite ?

Voici ce qui se passe d'ordinaire :

Le malade a eu une ou plusieurs blennorrhées très-
tenaces, une cystite de longue durée, ou bien il est sujet
aux coliques néphrétiques. Il éprouve dans la région
lombaire une douleur sourde, profonde, parfois unilaté-
rale, revenant plus forte à certains moments. Pendant
les accès, l'urine peut être sanglante et dans l'intervalle,
elle contient du mucus, des débris épithéliaux parmi
lesquels on remarque des cellules volumineuses; souvent
elle contient des flots de pus qu'il est facile de reconnaître à simple vue, ou à l'aide du microscope ou encore
au moyen de la transformation gélatineuse obtenue par
l'ammoniaque.

Dans ces cas, l'eau d'Evian donne tout ce qu'il est
possible d'espérer.

Elle combat la lithiase.

Elle rend les forces au malade en relevant les fonctions digestives, et par le seul fait du lavage qui assure
la diurèse et entraîne les produits de la suppuration, elle
empêche la fièvre hectique, elle éloigne l'urémie qui peut
surpendre ces malades et les emporter en quelques jours.

§ II. Goutte.

La Goutte est une maladie qui débute souvent d'une
façon insidieuse, par une migraine, des épistaxis répétées
ou une menstruation difficile et douloureuse. Elle ne
tarde pas à amener des troubles gastriques dont on a
multiplié les formes à l'excès et dont la variété la plus
commune est un catarrhe gastrique qui détermine un

affaiblissement de la tunique musculaire, d'où résultent une atonie et une dilatation plus ou moins marquées de l'organe.

Combien de névralgies, de palpitations, d'hémorrhoïdes, d'éruptions eczémateuses, d'accès d'asthme qui ne sont que des manifestations de cette grande diathèse, moins caractéristiques que les coliques néphrétiques, mais tout aussi réelles !

La Goutte a son lieu d'élection dans le rein; *elle est au rein ce que le rhumatisme est au cœur.*

L'organisme goutteux brûle difficilement et l'oxydation est incomplète; il élimine peu d'urée, ce dernier résidu de l'oxydation normale et rend par contre beaucoup d'acide urique dont la présence en excès dans le sang est la caractéristique de la maladie. L'acide urique, produit constant de la sécrétion urinaire, se trouve dans l'Economie sous forme d'urate de soude. Sa quantité moyenne rendue dans les 24 heures est de 0,50 centigr. Un régime azoté, les boissons, l'exercice, tous les agents qui activent la désassimilation des matières azotées, les acides végétaux, certains médicaments, le colchique, le salicylate de soude et les alcalins peuvent amener de grandes variations dans l'excrétion. Sous certaines influences physiologiques ou pathologiques, l'urate de soude se précipite et apparaît au fond du vase sous l'aspect de sable jaunâtre ou rougeâtre. Ce dépôt, brique pilée, qui disparaît par la chaleur, est quelquefois le premier signe qui éveille l'attention du malade.

L'excès d'acide urique est la caractéristique de la goutte, mais quelle en est la nature intime ?

Deux théories sont en présence, l'une qui explique

tout par un ralentissement de la nutrition, l'autre qui, au contraire, voit dans cette maladie l'œuvre d'une hypernutrition. Il est certain qu'il peut y avoir excès soit par augmentation de l'apport soit par diminution de la dépense et ces théories peuvent toutes deux s'appuyer sur des preuves cliniques. Ne distingue-t-on pas en effet deux classes de goutteux ou plutôt n'existe-t-il pas dans la Goutte deux phases?

La Goutte dans toute sa puissance, toute sa force, la goutte dans son épanouissement, le goutteux robuste, gras d'embonpoint et de pléthore;

La Goutte épuisée, la Goutte à son déclin, le goutteux anémié, cachectique. De tous temps les praticiens ont compris cette distinction sans laquelle il est difficile d'instituer un traitement rationnel; et dans les traités anciens, à côté des spécifiques, les toniques ont une large place.

Evian peut remplir les deux indications.

Le goutteux vigoureux prendra l'eau à hautes doses et cherchera par tous les moyens indiqués à ralentir le travail de désassimilation des matières azotées, tandis que le goutteux affaibli, plongé dans le nervosisme par un mal qui l'exaspère et le mine depuis longtemps, s'adressera aux petites doses et trouvera dans l'air vivifiant de la région, dans les eaux ferrugineuses des environs, les toniques qui lui sont indispensables pour relever le travail d'une nutrition qui chôme.

Grâce aux travaux de l'Ecole moderne, l'entente se fait sur le traitement de la goutte. Si quelques-uns restent avec Sydentram qui respectait l'évolution de l'attaque qu'il regardait comme un « remède très amer dont se sert la nature, » comme une manifestation heureuse destinée à favoriser l'épuration du sang, la plupart s'éloigne de Cullen qui condamne tout moyen préventif, toute médication dirigée contre l'état diathésique, qui défend l'usage des alcalins et ne met dans le traitement que « patience et flanelle. »

Un tel aveu d'impuissance ne peut pas être le dernier mot de la thérapeutique. Des recherches nouvelles sur des points mal élucidés de l'anatomie pathologique, de la genèse et de l'évolution de la Goutte, poursuivies avec la rigueur scientifique de la Clinique moderne, ont substitué dans la pratique le principe de l'intervention active à celui de l'expectation.

Voici comment, d'après Lecorché (1), le médecin doit intervenir :

1º Au moyen du *régime* pour prévenir la diathèse;

2º A l'aide du *régime* et des *alcalins,* pour combattre la diathèse et prévenir l'attaque;

3º Avec les *spécifiques,* colchique, salicylate de soude, etc., pour combattre les manifestations articulaires et viscérales.

De tous ces moyens quel est le meilleur ? Assurément celui qui prévient, le *régime.* Mais qui voudra s'astreindre à un régime avant d'avoir senti les premières atteintes du mal ? Malgré toute une génération de goutteux, on ne se croit goutteux qu'après une première attaque. Aussi le moyen le plus pratique est celui qui combat la diathèse tout en prévenant une nouvelle attaque, c'est-à-dire le régime associé aux alcalins.

(1) Traité théorique et pratique de la Goutte, par le Dr Lecorché, médecin des Hôpitaux.

Puisque nous savons que le principe qui cause l'altération du sang est acide, quoi de plus naturel que de chercher à le détruire par les alcalins ?

Les alcalins diminuent la puissance de dissociation des cellules organiques et augmentent l'alcalescence du sang en transformant le bi-urate de soude en urate neutre plus dialysable. Le bi-carbonate de soude diminue la formation de l'acide urique dont il facilite encore l'élimination.

Trousseau n'admettait pas l'explication chimique de l'heureuse action des alcalins. Pour ce grand maître, les eaux alcalines agissent sur la diathèse elle-même, ou du moins en combattant les différents états pathologiques qu'elle amène, c'est-à-dire les altérations de la digestion, de la sécrétion urinaire, de la perspiration cutanée, en régularisant les grandes fonctions qui constituent l'acte capital de la nutrition.

Le rôle des eaux alcalines serait donc de régulariser la nutrition, qu'elle soit troublée par excès ou par défaut. A Evian, l'eau n'a rien des propriétés débilitantes d'une minéralisation trop forte ; on n'a pas à redouter ce qu'on a appelé la *cachexie alcaline*. Notre eau est donc indiquée toutes les fois qu'il y a un excès d'acide urique à chasser pour éviter des accidents viscéraux ou articulaires, pour prévenir une décharge sur tel ou tel organe.

Du reste l'opinion qui prévaut en pareille matière est celle des malades ; ce sont eux qui ont fait la réputation de nos sources où ils reviennent chaque année plus nombreux, les uns suivant les conseils de leur médecin et d'autres, *malgré l'avis de leur médecin !*

M\ᵐᵉ la Baronne d'O. se plaît à dire qu'elle a laissé sa migraine à Evian ; M\ᵐᵉ L. y a noyé sa dyspepsie ;

Mr D. y a soulagé ses douleurs musculaires plus que partout ailleurs.

Le Docteur ***, grande Autorité médicale et politique de Lyon et grand goutteux, qui était arrivé à Evian dans un état voisin de la cachexie, avec des urines boueuses, un estomac et des jambes en détresse, nous disait à la fin de sa cure : « Je suis très-heureux d'être venu et je regrette de n'être pas venu plus tôt. Depuis que je suis ici, l'appétit, le sommeil et les forces arrivent et les douleurs s'en vont. Je peux me chausser et me promener sans mes deux cannes. Depuis que je bois votre eau, je me sens renaître, *je redeviens moi*. Ma foi, si c'est de l'eau claire, je lui suis très-reconnaissant de sortir comme elle entre ! »

Chaque été ramène à peu près toutes les variétés de la maladie des riches.

En arrivant le goutteux fera bien d'user de prudence. Il est un danger contre lequel il doit se prémunir : L'eau prise, soit en boisson, soit et surtout en bain, peut réveiller la diathèse et amener un accès. Il n'y a rien d'étonnant dans ce fait : le bain est un excitant et l'eau en boisson en combattant la dyspepsie a pour premier effet une augmentation de l'appétit et par conséquent une exagération du travail d'assimilation et de désassimilation.

Mais une cure conduite avec attention, une cure qui observera le tempérament de chacun, qui appréciera la forme de la Goutte, l'époque du dernier accès et les probabilités d'une nouvelle attaque, saura prescrire la dose opportune, retarder le bain, au besoin le proscrire et éviter ce retour brusque des accidents qu'on observe chez les goutteux impatients, indociles, qui n'ont que quelques jours à consacrer à leur santé et qui veulent faire tout le traitement en ces quelques jours.

Souvent la Goutte laisse sur le corps de ses victimes *sa signature à la craie.* Il se forme dans les parties voisines des petites articulations et même dans la peau, des dépôts d'urate, des tophus, que les Anciens appelaient des tufs à cause de leur aspect. Ces concrétions qui se logent parfois dans les anfractuosités du pavillon de l'oreille et qui sont composées d'urates d'ammoniaque, de soude et de chaux, n'échappent pas à l'action dissolvante des eaux d'Evian. Plusieurs observateurs ont noté la disparition partielle et même totale de ces productions goutteuses, à la suite d'un usage prolongé de notre eau. Nous connaissons un habitué d'Evian, porteur de concrétions tophacées volumineuses qui l'empêchaient d'écrire, qui aujourd'hui se sert assez bien de sa plume et trouve l'usage de cette eau bien supérieur aux trois remèdes vantés, le massage, la chaleur et l'électricité, qui ne lui ont donné, dit-il, que douleur et déception.

§ III. Gravelle.

Il y a entre la Goutte et la Gravelle beaucoup de ressemblance; dans l'une et dans l'autre il existe un état diathésique commun, un excès de formation ou un défaut de solubilité de l'acide urique. Le graveleux comme le goutteux est un fabricant d'acide urique, qui n'écoule pas ses produits. Cette analogie n'a pas échappé aux premiers observateurs et déjà Erasme écrivait à un de ses amis : « Tu as la Goutte, j'ai la Gravelle, nous avons épousé les deux sœurs. »

Ces deux sœurs se revoient chaque année en visite chez les naïades Eviannaises et se félicitent d'être venues.

La Gravelle ou lithiase est une maladie le plus souvent héréditaire, caractérisée par la présence de produits insolubles dans les conduits urinaires. C'est une poussière fine, cristalline ou amorphe, rouge ou blanche, du sable ; ou bien ce sont des graviers qui prennent le nom de calculs lorsqu'ils atteignent un certain volume. La composition chimique comme la grosseur du grain, sert à établir une distinction ; il y a la *Gravelle urique,* la plus fréquente, la *Gravelle phosphatique* et la *Gravelle oxalique.* Quelques auteurs ont compté jusqu'à quatorze espèces de Gravelle, que nous nous dispenserons d'énumérer ; et même, sans insister sur les types admis par tous, il nous suffit de savoir qu'Evian convient à toutes ces variétés, à la lithiase phosphatique, celle des gens débilités, aussi bien qu'à la lithiase urique, l'apanage des constitutions riches. Car l'action qui expulse ces produits calcaires, loin d'être spoliatrice, est plutôt reconstituante. L'eau n'agit pas seulement en rendant solubles et partant invisibles les sédiments uriques ou en les expulsant par une simple action mécanique, mais en outre, elle imprime encore une activité plus grande à toutes les fonctions digestives.

Voyons ce qui se passe dans la Gravelle, et le traitement rationnel qui lui sied.

La plupart des produits qui caractérisent cette affection, sont des composés uriques auxquels il ne manque qu'une oxydation plus parfaite pour arriver à l'état d'urée.

On sait que l'urée n'est autre chose que le produit de la décomposition des matières azotées, que ces matières aient été introduites sous forme d'aliments ou qu'elles soient empruntées par autophagie aux tissus mêmes de l'organisme.

Dans la lithiase, une trop grande quantité de la substance azotée alimentaire passe à l'état d'acide urique. Le problème thérapeutique de cette affection consistera à modérer la production, à faciliter l'élimination de cet acide et à augmenter l'urée. C'est l'eau d'Evian qui répond le mieux à ces trois indications.

Avec 1500 grammes d'eau, Mosler a pu augmenter de 1/5 le chiffre de l'urée, et Beneke évalue que 300 grammes d'eau ajoutés aux boissons donnent un surcroit d'un gramme d'urée (1).

Le rôle de l'eau dans l'excrétion de l'urée est donc incontestable.

Si avec l'eau d'Evian les résultats sont bien supérieurs, cela tient à sa minéralisation bien pondérée qui la rend légère et fait que l'estomac le plus susceptible la tolère à des doses très élevées. Faites boire 1500 grammes de n'importe quelle eau potable, dans l'espace d'une heure, vous avez une indigestion; donnez l'eau d'Evian à la même dose, vous n'avez qu'une diurèse facile et abondante. C'est cette diurèse puissante, qu'on peut provoquer et maintenir à volonté, qui fait le grand mérite de nos eaux.

Sans parler de l'action dissolvante, cette diurèse suffit

(1) Maladies par ralentissement de la nutrition. Ch. Bouchard.

à elle seule, pour faire un lavage parfait de tout l'appareil urinaire et pour chasser sable et graviers.

En parlant d'un malade traité par nos eaux, Lecorché, un maître dont l'opinion fait loi, s'exprime ainsi (1) : « L'état de ce malade a été tellement modifié par les eaux d'Evian que les attaques de coliques néphrétiques ont complètement disparu et que les urines ont repris leur caractère normal. »

Nous croyons que si le graveleux ne trouve pas toujours ici la guérison, chose difficile dans une maladie héréditaire, diathésique et par conséquent rebelle, il est assuré d'y trouver, plus que dans d'autres stations similaires, un soulagement considérable à ces coliques horribles qui enlèvent au patient tout repos, tout plaisir, soit par la souffrance du moment soit par la crainte d'un retour prochain. Une cure annuelle le mettra tout à fait à l'abri de ces complications graves, la *pyélite,* la *pyélonéphrite,* l'*hydronéphrose,* la *périnéphrite,* toutes inflammations qui sont causées et entretenues par la présence dans le système urinaire de graviers plus ou moins gros, plus ou moins rugueux.

Notre conviction intime est qu'à Evian, la colique néphrétique n'arrive jamais avec le cortège de symptômes alarmants qu'elle présente d'habitude. M. P. Reclus attribue les douleurs de la colique néphrétique au spasme musculaire; MM. Jaccoud et Lancereaux, aux aspérités du calcul qui occasionnent des déchirures sur son passage. L'eau d'Evian agit-elle en diminuant le spasme ou en rendant la surface du calcul plus lisse ? Donnerait-elle raison à la théorie de Ord, en exerçant une action spé-

(1) Traité théorique et pratique de la Goutte, p. 264.

ciale sur les *Colloïdes?* Ce qu'il y a de certain, c'est que la douleur est moins vive, le ténesme vésical, moins prononcé et l'hématurie, plus rare. On ne voit jamais ici cet état nauséeux si pénible ni cette prostration générale, cet anéantissement qui sont signalés dans toutes les descriptions classiques.

Avec l'eau à haute dose, des bains de siège et de grands bains tièdes prolongés, des graviers même d'un fort numéro pourront opérer leur descente dans la vessie sans un retentissement fâcheux. Par contre, nous assistons parfois à un ensemble de symptômes qui mériterait le nom de *coliques uréthrales.*

Dans certains cas, surtout s'il existe quelque rétrécissement ou une hypertrophie de la prostate, les graviers, pour sortir de la vessie au dehors, réveillent des douleurs très-vives; ils ont de la peine à s'engager dans le canal qu'ils parcourent à petite vitesse, semant la souffrance sur leur passage. Nous avons suivi ces étapes multiples chez plusieurs graveleux, entre autres chez M. X., Agent de change qui, après deux jours d'une douleur circonscrite suivant le trajet du coupable, a vu subitement sa douleur tomber dans le vase avec un gros gravier couvert de petites aspérités. Ce fait s'est produit le septième jour du traitement.

§ IV. Maladies du tube digestif.

La digestion, cette fonction capitale qui doit réparer les pertes incessantes de l'économie, se réduit dans sa plus simple expression physiologique à des phénomènes mécaniques et chimiques. Cette œuvre de réparation, pour être complète et continue, demande l'harmonie entre les contractions musculaires et les sécrétions. Si cet accord vient à se rompre, la digestion se ralentit, devient difficile, irrégulière, incomplète, il y a *dyspepsie*. Véritable Protée, la dyspepsie change de forme selon les individus. C'est en vain que les auteurs, G. Sée, Gubler, Dujardin-Beaumetz, se sont efforcé, pour en faciliter l'étude, de réunir en quelques groupes toutes les variétés. Ces études savantes, éclairées par les découvertes physiologiques et une anatomie pathologique plus exacte, ont donné des classifications très claires, mais plus théoriques que pratiques.

Quelle que soit la cause de la dyspepsie, qu'elle réside dans l'estomac ou qu'elle provienne d'une lésion de voisinage ou d'une intoxication générale, elle agira toujours en modifiant une des parties indispensables au bon fonctionnement de l'organe, les glandes, les muscles ou les nerfs. Nous aurons donc :

1º Une dyspepsie d'*origine glandulaire* qui comprend la forme pituiteuse dans laquelle le mucus est en excès et les formes acide et putride dans lesquelles la sécrétion du suc gastrique est augmentée ou diminuée;

2º Une dyspepsie d'*origine musculaire*. L'accroissement d'énergie ou l'atonie de la couche musculaire produiront les variétés spasmodique et flatulente;

3º Une dyspepsie d'*origine nerveuse* qui s'accuse surtout par la gastralgie.

Il est rare de rencontrer des malades qui réalisent en

tous points une des formes de ce tableau classique. Que la dyspepsie soit d'origine rhumatismale, goutteuse ou chlorotique, qu'elle soit liée aux maladies du rein ou de l'utérus, elle compromet le plus souvent, à des degrés variables, ces trois agents qui président à la digestion, les glandes, les muscles et les nerfs, et donne lieu à des symptômes qui se retrouvent dans plusieurs types, qui en mélangeant les variétés en créent de nouvelles et font qu'il y a presque autant de dyspepsies que de dispeptiques.

De toutes les maladies que le médecin est appelé à traiter, en est-il de plus pénible, de plus tenace et en même temps de plus répandue que cette affection qui demande un traitement de persévérance et d'attention des plus soutenues et qui récidivera peut-être après le moindre écart de régime?

N'est-ce pas un devoir d'indiquer un remède nouveau, un remède efficace, à ceux qui ont épuisé en vain toutes les ressources de la thérapeutique, n'est-ce pas faire œuvre d'humanité que de donner un peu d'espoir à ces malheureux qui l'ont complètement perdu? Il suffit de parcourir les observations qui ont été publiées jusqu'ici, pour s'assurer qu'Evian peut donner la guérison là où les médications les plus rationnelles et les mieux conduites ont échoué.

Nous donnons plus loin la silhouette de deux dyspeptiques que nous avons choisis de préférence à d'autres parce qu'ils nous paraissent d'un diagnostic très net. Ce sont deux dyspepsies assez communes, l'une *acide*, l'autre *flatulente*. Dans la première, l'eau agirait à la façon des bicarbonates alcalins qui, comme l'ont démontré les recherches de Claude Bernard, de Richet et de Nothnagel, augmentent la sécrétion du suc gastrique et qui, avant d'activer cette sécrétion, neutralisent l'acidité des sucs digestifs contenus dans l'estomac. Dans la seconde, l'eau interviendrait en réveillant la contractilité de la fibre musculaire, soit par simple action topique, par la température, à la façon d'une douche, soit d'une manière moins immédiate après avoir rendu aux fonctions digestives toute leur puissance.

Nous n'accordons du reste à ces explications que la valeur d'une hypothèse. Pour nous, le résultat est tout et l'interprétation importe peu. Notre avis en matière médicale est que la Clinique doit avoir le premier et le dernier mot, et c'est aussi l'avis de nombre de praticiens qui chaque année nous adressent de nouveaux malades, parce que ceux de l'année précédente sont partis d'Evian améliorés ou guéris.

Voici comment un observateur très fin apprécie les eaux d'Evian : « Ces eaux, dit-il, (1) forment pour ainsi dire un groupe à part et conviennent indistinctement à tous les cas de dyspepsie compliquée ou non de gastralgie. L'estomac paraît si bien s'en accommoder, les malades la prennent avec tant de plaisir et ressentent un tel bien-être de son usage, que les médecins les moins convaincus ne s'arrêtent plus devant une minéralisation presque insignifiante, mais, se rendant à l'évidence, n'hésitent point à diriger vers cette station privilégiée bon nombre de dyspeptiques. »

Il existe un symptôme, commun à beaucoup d'affections des voies digestives et qui parfois devient assez prédominant pour constituer, suivant l'expression de

(1) Etude pratique sur les maladies de l'estomac par J. Seure.

Trousseau, une *espèce pathologique ;* c'est la constipation. Chez certaines personnes elle finit par constituer une véritable infirmité qui affecte le moral et assombrit les caractères les plus gais. Que les gens qui vont à la garde-robe tous les matins sont donc heureux, disait Voltaire; un *non* sur leurs lèvres a plus de grâce qu'un *oui* dans la bouche d'un constipé!

L'eau a-t-elle quelque influence sur la constipation?

Chacun connaît les effets laxatifs qui succèdent à l'absorption d'un verre d'eau froide pris au réveil. L'eau d'Evian n'est pas purgative. Grâce à sa température, en agissant à la façon du froid ou par sa masse qui déterminera un flux intestinal, elle peut occasionner des selles copieuses; mais le plus souvent, elle reste indifférente ou bien, elle donne lieu pendant les premiers jours à un peu de constipation qui cède bientôt à l'action tonique de l'eau qui réveille les contractions musculaires de l'intestin. Du reste, une prise laxative dans le premier verre du matin, ou quelques douches ascendantes à projection modérée pareront très vite à cet inconvénient du début.

Evian combattra donc la constipation habituelle, non pas par des effets purgatifs, mais en faisant disparaître la cause qui l'entretient, la dyspepsie.

§ V. Maladies du Foie.

Comment l'eau d'Evian se comporte-t-elle à l'égard du foie?

Agit-elle secondairement à son absorption, à la façon

des alcalins, en donnant au sang une alcalinisation plus prononcée ? Quel que soit le mécanisme intime de son action sur cet organe important, la réalité de son influence est un fait démontré :

1º *Dans les congestions d'origine goutteuse ;* .

2º *Dans les coliques hépatiques que d'autres Sources plus alcalines ont fatiguées ;*

3º *Dans l'ictère catarrhal qui traîne en longueur ;*

4º *Dans le diabète, surtout au début.*

Le foie est un foyer important de la formation de l'urée, comme l'ont démontré les expériences de Meissner ; il contient de l'acide urique en proportion notable et dans la production de la Goutte, il joue un rôle manifeste, quoique moins actif que celui du rein. Au moment des accès et parfois dans l'intervalle, on constate du côté de cet organe des congestions qui sont beaucoup moins fugaces que celles qui se déclarent dans le tissu pulmonaire en pareilles circonstances. Ces inflammations peuvent passer à l'état chronique et occasionner des lésions durables. L'eau d'Evian, donnée à propos, après la période d'acuité, fera disparaître à coup sûr ces localisations fâcheuses, de même qu'elle produira les meilleurs effets chez ceux qui ont suivi pendant plusieurs saisons consécutives, une médication alcaline trop forte qui les a épuisés. Les bienfaits de l'eau d'Evian dans le cas que nous publions plus loin, ne sont-ils pas évidents ?

Une des fonctions qui incombe au foie et qui a été mise en lumière par le grand physiologiste français, est de retenir fixe et de modifier le sucre digéré dans l'intestin, de l'amener à l'état de glycogène et de modérer son passage dans le sang. Lorsque le foie, pour une cause quelconque, déroge à cette grande fonction, qu'arrive-t-il ? Le sucre, mal élaboré, mal distribué, s'accumule dans le sang qui pour dissoudre cet excès, aura besoin d'eau en proportion beaucoup plus forte.

Le diabétique devra donc boire beaucoup pour rendre aux tissus la quantité d'eau que le sang leur a prise.

Cette surcharge de sucre est un hôte importun dont l'organisme devra se débarrasser. Il le chassera à travers le rein, la peau et l'intestin. Mais ces trois aides font un travail utile qui n'est pas comparable. Tandis que la sueur et le flux intestinal n'élimineront que des petites parcelles de sucre, au prix de grandes fatigues, l'urine, avec moins de peine, en chassera de véritables blocs. La comparaison ne semble pas forcée, quand on sait qu'un kilogramme de sucre peut sortir dans sept litres d'urine ; c'est par conséquent au rein seul qu'il appartient d'établir l'émonction. La glycosurie deviendra pour le diabétique une soupape de sûreté ; c'est une porte de sortie qu'il faut ouvrir toute grande. Mais pour cela, le rein sera obligé de fournir un travail pénible et soutenu.

Quel est le liquide qui en lui donnant son maximum d'activité le fatiguera le moins ?

C'est l'éminent professeur de pathologie générale qui nous l'indique : « C'est l'eau, dit-il, (1) qui doit être la boisson par excellence, l'eau fraîche surtout. Si l'eau ordinaire est mal acceptée par le malade, on peut donner l'infusion de genièvre ou mieux encore prescrire certaines eaux minérales à action diurétique éprouvée, *telles que*

(1) Maladies par ralentissement de la nutrition. Ch. Bouchard. P. 227.

les eaux d'Evian. » « L'eau prise en boisson, ajoute-t-il, non-seulement élimine le sucre, mais elle peut aider à sa combustion. Les boissons aqueuses accélèrent les actes de la désassimilation ; il est démontré au moins qu'elles élèvent le chiffre de l'urée. »

Dans le traitement du diabète, on cherche à brûler tout le sucre excédant. Un des moyens les plus recommandables pour activer les combustions est sans contredit l'exercice, à condition toutefois d'éviter les sueurs profuses qui épuisent le malade. Quel est le pays qui, mieux que le nôtre, se prête aux exercices faciles et agréables ? Ces promenades délicieuses qui ôtent à la marche toute fatigue, ces sites ravissants où le poumon va respirer un air pur, ce grand lac qui invite à la rame et à la natation avec ses eaux profondes et limpides et sa plage finement sablée, tout à Evian semble disposé pour une gymnastique salutaire qui facilitera les mutations fonctionnelles et respiratoires.

§ VI. Affections utérines.

Les maladies de l'utérus ont une influence prépondérante dans le développement des affections digestives. Les troubles qu'elles occasionnent dans l'innervation suffisent pour nous rendre compte des perturbations si fréquentes de la digestion, qui sont portées à un haut degré pendant la grossesse et qui, chez un grand nombre de femmes, reparaissent à chaque mois.

Il n'est donc pas étonnant que les modifications pathologiques plus ou moins profondes de cet organe, retentissent aussi sur l'estomac et que la dyspepsie devienne la compagne fidèle de ces métrites chroniques que caractérise une leucorrhée abondante.

Cette influence est réciproque, et il est souvent difficile de découvrir celui des deux coupables qui a eu les premiers torts et a entraîné l'autre dans sa perte. Ce diagnostic délicat engendre souvent une thérapeutique de symptômes qui satisfera aux deux indications.

Evian, avec ses eaux apéritives, pourra restaurer les fonctions digestives, et en même temps, à l'aide de pratiques hydrothérapiques et avec le secours d'Amphion et de Grande-Rive, ces sources ferrugineuses, toniques et reconstituantes, il fera cesser ces pertes continuelles qui entretiennent les pâles couleurs.

Les changements physiologiques successifs que subissent les appareils de la reproduction, ont souvent sur l'organisme tout entier, un retentissement qui se traduit par des troubles locaux ou généraux, portant plus spécialement sur le système nerveux. Evian sera un régulateur très-sûr dans les désordres de la menstruation ; il sera le calmant le plus doux, pour endormir ces irritations réflexes qui se manifestent à la puberté comme à la ménopause, sous mille formes : chez l'une c'est une langueur générale avec défaillance et perte de l'appétit ; chez l'autre, c'est dans le front ou à la partie postérieure de la tête, une douleur lancinante que le bruit et la lumière exaspèrent. Parfois, la névralgie va se loger sous le sein gauche où elle réveille des palpitations, dans l'abdomen, de chaque côté, où la pression surprend une sensibilité ovarique exagérée, dans la région lombaire, dans les genoux, jusque dans les pieds. Ces névropathes qui ont contracté un caractère capricieux et fantasque, qui accusent des sentiments bizarres, une sensation de boule au gosier et d'autres symptômes plus étranges, sont des chloroses ou des anémies qui chaque année nous sont envoyées par les plus grands noms de la médecine française. Ils savent par expérience, ces maîtres de Paris ou de Lyon, que leurs clientes tireront le plus grand profit d'un séjour prolongé à Evian, que les pâles couleurs de l'adolescense, que la chlorose constitutionnelle ou à rechutes, trouveront ici, dans l'oxygène, les alcalins et le fer, tous les éléments de la guérison. Nous ne faisons d'exception que pour cette pâleur sans souffle qui s'accompagne d'une élévation de la température, qui couve la tuberculose.

§ VII. Anémiques.

Sous ce titre, nous voulons grouper toute une légion de valétudinaires à qui Evian fait le plus grand bien et que les limites de ce travail ne nous permettent que de signaler au passage, au vol de la plume.

Nous voulons parler de ces affections indéterminées qui se traduisent par une débilité de tout l'organisme, sans lésion apparente et qu'on rencontre aux trois âges.

Chaque été nous ramène ce petit monde de souffreteux.

Ce sont de jeunes vieillards que les chagrins, les fatigues ou le *microbe* du plaisir ont flétris et qui vont, l'hiver à Nice et l'été à Evian, se défendre contre une décrépitude précoce.

Ce sont des étudiants, surmenés par le programme
universitaire ou qui relèvent de fièvres graves, typhoïde -
ou autres, et qui viennent ici prendre des forces ou
achever une convalescence difficile.

Ce sont des enfants chétifs, délicats, à tempérament
nerveux, excitable, à croissance irrégulière, désordonnée,
qui étoufferont dans nos montagnes la scrofule en germe.

Toutes ces existences brisées, tout ce peuple débile
gagneront à Evian un regain de jeunesse, une santé plus
affermie.

Dans cette nature calme, les nerfs se détendront et le
sommeil reviendra. C'est un sol riche et généreux qui
donnera quelques dernières pousses aux vieux troncs et
un nouvel élan aux jeunes plantes grêles.

C'est sans contredit, à ces faiblesses générales, à l'élément globulaire sanguin altéré dans sa composition que
s'adresse le Professeur Potain lorsqu'il dit :

« Allez vous reposer à Evian, buvez autant d'eau que
« vous pourrez, c'est la vraie manière de vous refaire,
« de laver vos organes et de purifier votre sang. »

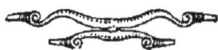

MALADIES JUSTICIABLES DES EAUX D'EVIAN

VUE D'ENSEMBLE

MALADIES DES VOIES GÉNITO-URINAIRES	Blennorrhée rebelle, *qui se rencontre surtout chez les arthritiques.* Cystites subaiguëes. — Cystites chroniques. Pyélite. — Pyélo-néphrite. Néphrite parenchymateuse. Coliques néphrétiques. Métrites. — Leucorrhée.
MALADIES DES VOIES DIGESTIVES	Dyspepsies, *idiopathiques ou symptomatiques de la goutte, de l'urémie ou de lésions internes.* Hépatites subaiguës. — Ictère catarrhal. — Coliques hépatiques. Entérite chronique, *qui persiste sous forme de catarrhe intestinal ou sous forme de constipation opiniâtre due à l'atonicité de l'intestin.*
MALADIES GÉNÉRALES	Dyscrasie urique. Glycosuries. Albuminuries. Cachexies, *syphilitique ou palustre.* Anémies et Chloroses. Convalescences de fièvres graves.

CH. II.

OBSERVATIONS

A l'appui de la thèse que nous soutenons en faveur d'Evian, nous nous faisons un devoir d'apporter la relation de quelques cas pathologiques.

Il serait trop long et fastidieux de faire l'histoire des nombreux malades qui ont suivi une cure avec fruit, d'énumérer toutes les guérisons qui offrent un haut intérêt médical.

Nous avons dû nous borner, ne puiser qu'avec discrétion dans une collection qui s'enrichit chaque année. Nous ne citerons que quelques exemples qui suffiront à édifier le lecteur sur les vertus curatives de nos Eaux.

Nous avons recueilli ces notes avec un soin méticuleux, mais dans le récit, nous supprimerons beaucoup de détails pour abréger et mettre plus en jour les points importants.

Hématurie d'origine rénale.

M. le Comte *** est d'une famille de goutteux. Dans son passé, on ne relève ni syphilis, ni maladies fébriles, mais une vie de plaisir qui l'a affaibli et lui fait montrer plus de quarante-deux ans.

En 1872, il commence à ressentir dans la région lombaire une douleur sourde qui devient bientôt plus accusée et s'accompagne parfois d'un état nauséeux.

En mai 1883, après une journée de fatigue, il passe une nuit atroce et le matin, il voit son urine mélangée avec du sang. Cette vue l'effraie et il demande une Consultation qui institue un traitement approprié.

Mais l'hémorragie se répète plusieurs fois, toujours avec les mêmes caractères.

En 1885, il consulte un Spécialiste qui lui conseille Evian.

Il arrive après 12 heures de chemin de fer, et le soir même, il est pris de douleurs très vives avec hématurie abondante. Le sang a une coloration brune. Nous conseillons le repos dans la position horizontale, des calmants et de l'eau au perchlorure de fer. Après 48 heures, la crise était tout-à-fait passée et nous avons pu commencer la cure, faire prendre d'assez fortes doses et faire un peu de révulsion à la région lombaire.

Il nous a été permis, en suivant ce malade de très près, d'instruire une enquête clinique minutieuse.

Quelle était la cause de l'hémorragie ?

Le sang au méat ressemble, passez-nous la compa-raison, à un sourd-muet qui descend d'un train à long parcours et qui n'a point de billet. Comme dans les nombreuses gares des voies urinaires il y a peu de contrôle, ce n'est pas une petite affaire que d'arriver à savoir d'où vient le voyageur.

Chez notre malade, l'absence d'hémophilie, un état général satisfaisant ôtent toute présomption de lésions organiques à évolution lente. Le cathétérisme fait à plu-sieurs reprises par des spécialistes distingués n'a pas trouvé de pierre. L'âge et l'examen direct détruisent l'hypothèse d'une hypertrophie prostatique. L'urèthre est indemne.

Nous aurions désiré pousser plus loin nos investiga-tions et obtenir de l'urine de provenance rénale directe. Cette recherche a paru au malade une simple curiosité scientifique ! Avec les éléments de diagnostic en notre pouvoir, nous avons conclu que le sang rendu avec l'urine venait du rein.

L'examen des autres organes n'a rien révélé, sinon un peu d'irrégularité dans les battements cardiaques, et à droite et au-dessus de l'ombilic, une douleur profonde augmentée par la pression.

M. de T., se trouvait très-bien de son séjour à Evian, quand le neuvième jour, après une promenade à Maxilly, il est pris de douleurs et d'hématurie.

La crise est moins forte et l'hémorragie, moins abon-dante ; aussi le douzième jour il peut reprendre son traitement.

Dans l'intervalle des crises, l'urine est claire et ne

contient ni albumine ni cylindres. Tout va bien jusqu'au vingt-cinquième jour. Ce jour là, sans cause appréciable, M. de T., éprouve des douleurs très-vives, il redoute une hémorrhagie, mais il n'en est rien; au lieu de sang notre malade aperçoit dans le vase une *quantité considérable de poussière rouge.* C'était de l'acide urique. M. de T., n'en avait jamais fait.

Depuis ce moment, notre malade s'est trouvé beaucoup mieux, il a continué l'eau en boisson pendant trois semaines sans douleurs, sans hématuries, ne remarquant dans ses urines que de la poussière urique.

Accidents urinaires chez un prostatique.

Il y a deux ans, nous sommes mandé en toute hâte auprès de Monsieur M. qui fait de vains et douloureux efforts pour uriner.

Ce patient est un octogénaire encore droit et vert. Nous le surprenons dans une n^{me} tentative. Tout en geignant, il nous raconte que depuis quelque temps, il urine souvent et peu à la fois, qu'il se lève 4 à 5 fois chaque nuit, mais que jamais il n'a été arrêté comme aujourd'hui.

Nous levons le rideau et nous apercevons la vessie qui arrondit son globe au-dessus du pubis; le diagnostic saute à l'œil.

A ce moment Monsieur M. nous accuse de petits frissons, il nous montre une langue sèche.

Nous allons au plus pressé et un cathétérisme facile soulage, sans le vider entièrement, ce réservoir rempli outre mesure. L'urine s'écoule d'abord limpide mais bientôt trouble avec une légère odeur ammoniacale.

Le malade ne souffre plus et nous permet de circonscrire à loisir une prostate qui a le volume d'une mandarine.

Le cathétérisme est pratiqué à heures fixes et nous conseillons l'eau d'Evian à hautes doses.

L'urine change de caractères, et après 15 jours, l'analyse la trouve normale.

Pendant ce temps notre prostatique a appris à se

sonder lui-même et il a continué à passer la sonde régulièrement.

Nous l'avons revu dernièrement, il porte à merveille ses 82 ans. « Quand l'urine devient trouble, nous dit-il, j'ai recours à l'eau d'Evian, je me sonde une fois de plus et elle reprend sa limpidité. »

Ce fait n'impose pas l'eau d'Evian à tous les prostatiques, mais il montre les services qu'elle peut leur rendre dans certains cas. La loi qui leur défend les excès de boissons conserve toute sa force. Ce que nous voulons faire ressortir dans cette observation, c'est que, lorsque l'estomac supporte l'eau d'Evian et que le débit est assuré, aucun lavage ne sera plus efficace ni surtout plus inoffensif, pour restituer à l'urine ses caractères normaux.

Cystite chronique.

Monsieur de R. est envoyé de la Bretagne à Evian pour une cystite chronique.

C'est un officier supérieur en retraite, qui a été moins maltraité par Mars que par Vénus.

Il y a 3 ans, à la suite d'un écart.... de vieillesse, il a contracté une inflammation plus vive que les précédentes et qui s'est accompagnée d'un retentissement douloureux du côté de la vessie. Peu à peu, les symptômes aigus se sont amendés pour faire place à un état chronique.

Il arrive dans un état pitoyable. Ses 68 ans en paraissent 80. Il chemine en chancelant, entre une canne et son domestique qui le soutient. Nous nous demandons comment ce vieillard caduque a pu supporter la fatigue du voyage.

La miction est très-pénible, aussi fréquente le jour que la nuit. L'urine trouble, fétide, s'échappe sans force ; elle contient une quantité notable de muco-pus.

La vessie ne remonte pas au-dessus du pubis et la prostate ne semble pas hypertrophiée.

L'examen le plus attentif ne trouve que de l'athérome, un estomac délabré et une faiblesse générale.

Le cas était grave et le résultat, nous l'avouons, nous semblait très-douteux.

Ce n'est qu'avec mille recommandations que nous avons conseillé l'hydrothérapie.

Mais déjà après le second bain, notre malade éprouvait une amélioration. « Je sens, nous disait-il, un bien-être général que je ne connaissais plus depuis des mois. »

Il buvait avec plaisir, un peu plus chaque matin, selon notre méthode, et bientôt l'estomac put recevoir neuf ou dix verres chaque jour.

Ce fut une véritable résurrection.

La miction devint plus régulière, plus facile; les urines, au vingt-neuvième jour étaient à peu près normales. Plus de pus; très limpides elles étaient seulement pauvres en urée.

Monsieur de R. que cinq semaines de traitement avaient regaillardi, prolongea son séjour à Evian.

Quelle ne fut pas notre surprise, lorsqu'un jour, il vint nous demander notre avis sur des plaisirs qui n'étaient guère de son âge !

A la fin de l'année, nous avons reçu la carte de Monsieur de R. avec quelques lignes d'excellentes nouvelles.

✳

Uréthrite chronique.

Monsieur C., ingénieur, 29 ans, santé antérieure parfaite.

Au mois de janvier dernier, il contracte une blennorrhagie dont la nature ne peut être douteuse.

Pour juguler le mal, il absorbe du copahu à dose massive et comme le résultat se fait attendre, il essaie les injections qu'il fait lui-même d'une main mal habile.

Le 1er février, après trois semaines d'un traitement à outrance, l'inflammation tombe pour se relever huit jours plus tard sans raison aucune. Monsieur C. reprend courage, capsules et petite seringue, et le 14 février il se croit guéri. Mais bientôt, après un dîner chaudement arrosé, l'écoulement reparaît plus fort que jamais. Nouveaux balsamiques, nouvelles injections dont il épuise la série.

Mais il n'obtient que des améliorations passagères et tous les jours au réveil, il est désolé en voyant toujours briller au méat les mêmes larmes. C'est un liquide visqueux, blanc, jaune ou verdâtre, qui change d'aspect et augmente après un écart de régime, une course, une soirée prolongée, après la moindre fatigue.

Notre ingénieur nous fait un historique détaillé de sa première infortune. L'observation est exacte et des plus minutieuses. Il déroule sous nos yeux une longue bande de toile maculée qui nous montre les gouttes de chaque matin.

Ce récit complet et ce calendrier des jours néfastes nous indiquent assez combien le moral de ce jeune homme est affecté.

Le traitement a été des plus simples.

Une douche froide matin et soir.

Eau à dose apéritive.

Beaucoup d'exercice, la vie en plein air.

La pharmacie n'a fourni à cette uréthrite que la liqueur de Fowler que semblait réclamer l'état général.

Le second jour, l'écoulement était moins visqueux.

Le cinquième jour, il n'y a plus rien.

Monsieur C. pense qu'il s'agit d'une amélioration passagère semblable aux précédentes. Mais ce mieux se maintient pendant toute la cure qui dure vingt-trois jours. Trois mois après nous revoyons Monsieur C. qui nous annonce une guérison définitive.

Coliques néphrétiques.

Madame L. Fl., d'une famille robuste, d'une santé plantureuse a mené une vie laborieuse et exempte de malaises. Elevée dans une forte maison dont elle était devenue l'âme, absorbée par les soucis commerciaux, elle n'avait, dit-elle, pas le temps d'être malade.

Elle traverse toutes les périodes critiques et arrive à 57 ans, sans accident aucun; mais à cette époque, elle perd son mari, elle est obligée de remettre les affaires à son gendre qui ne les dirige pas à son gré, elle s'inquiète, elle se fâche et finit par perdre le sommeil et l'appétit. Alors surviennent des douleurs qu'elle croit rhumatismales ; puis elle éprouve de la chaleur en urinant, et remarque que ses urines font un dépôt.

Un soir, après une discussion très-vive, elle est prise d'un point de côté très violent, avec des envies de vomir et un ensemble de symptômes qui font reconnaître au médecin appelé, des coliques néphrétiques. Ce diagnostic est confirmé par d'autres accès très caractéristiques qui se succèdent à intervalles assez rapprochés. Depuis quatre ans, elle dit en avoir eu au moins une soixantaine !

Plusieurs fois elle a fait de la brique pilée, mais il ne lui est jamais arrivé de rendre des graviers.

Madame Fl. vient nous voir en descendant du train, nous constatons un teint pâle, de la surcharge graisseuse, mais pas de lésion organique apparente.

Le moral surtout est très affecté ; c'est les larmes aux yeux qu'elle nous fait un long récit, panaché coliques néphrétiques et chagrins domestiques.

Le soir même, elle nous fait appeler et nous la trouvons en plein accès. Elle se lamente, regrette d'avoir quitté Lyon, et sans avoir touché à l'eau, elle pense qu'Evian ne lui convient peut-être pas.

Nous calmons les souffrances intolérables avec une injection de morphine; la nuit n'est pas trop mauvaise et le lendemain la malade accepte d'essayer la cure.

Le premier jour, elle prend l'eau chez elle, elle boit six verres et se contente d'un peu de lait pour toute nourriture.

Le second jour, elle absorbe huit verres, la crise est tout à fait passée et l'appétit revient. Les urines contiennent beaucoup de sable urique assez grossier.

Après quelques tâtonnements, elle trouve le chiffre qui lui convient, quatorze verres dans les vingt-quatre heures; elle s'en tient là.

Ce lavage des voies urinaires, à grande eau, se fait sans réveiller les douleurs, sans occasionner la moindre fatigue.

Presque tous les matins elle constate au fond du vase une couche sablonneuse rouge.

Le dix-neuvième jour, au réveil, sans souffrance, elle urine un gravier gros comme un pois.

C'est un calcul d'acide urique, recouvert d'une enveloppe calcaire.

Pendant la cure, elle en rend encore quatre semblables, un peu plus petits.

L'état général n'est plus le même; le moral n'est plus du tout aux larmes. Notre malade perd ses soucis qu'exagérait son imagination maladive.

A notre dernière visite, Madame Fl. nous témoigne toute sa satisfaction d'être venue à Evian et nous promet de revenir l'an prochain.

Pyélo-néphrite.

Monsieur le Cte de L. n'a pas trente ans et a déjà tout un long passé de douleur qu'il doit à l'héritage paternel et à son genre de vie qui a hâté chez lui l'éclosion de la diathèse.

Le père est mort albuminurique après de nombreuses manifestations de goutte rénale. Chez la mère, le rhumatisme se révèle par de fréquentes attaques articulaires subaiguës.

Depuis longtemps, Monsieur de L. fait de la poussière urique et souffre de coliques néphrétiques.

La douleur, d'abord bilatérale et intermittente est maintenant presque continuelle, et semble se localiser dans le flanc droit; la moindre secousse l'exaspère et fait apparaître le sang dans les urines qui en contiennent toujours au moment des accès.

La maladie a été surveillée de très-près et depuis un an les réactifs et le microscope ont constaté des doses considérables d'albumine, du pus et des éléments figurés.

Notre jeune malade vient de Paris; il a consulté le Professeur Guyon qui l'a envoyé à Evian.

L'état général n'offre rien de caractéristique. Nous notons un teint pâle, une peau sèche, mais rien du côté des organes. Monsieur de L. se plaint d'avoir peu de jambes et peu d'appétit et ne nous signale que sa douleur dans le côté droit.

Ce n'est qu'au fond du vase que le diagnostic se confirme et que le pronostic s'assombrit.

Nous avons sous les yeux un liquide épais qui ne ressemble pas du tout à l'urine. On dirait plutôt de la purée de pois.

La saison bat sa fin, et comme octobre nous promet des matinées fraîches et pluvieuses, nous ne conseillons que l'eau en boisson, à domicile ou à la source avec le soleil.

Notre malade boit l'eau avec plaisir et arrive très-vite à 18 verres par jour.

Le résultat dépasse toutes nos espérances ; la diurèse est parfaite et le dix-septième jour, la boue est devenue de l'eau claire.

Plusieurs analyses sont faites, et la dernière indique une urine presque normale qui ne contient qu'un excès d'acide urique.

A 2 mois de distance, il nous est permis de contrôler la cure et nous avons la satisfaction de voir les mêmes bienfaits.

Monsieur de L. tient-il sa guérison ? Malheureusement non, mais il emporte de bons mois de tranquillité. Un ou deux séjours à Evian, chaque année, lui assureront de longues années d'une vie exempte de vives souffrances.

Dyspepsie flatulente.

Madame M. a possédé une santé splendide jusqu'en 1879. A cette époque, elle voit mourir son mari dans des circonstances tragiques qu'il ne nous est pas permis de préciser ; elle tombe évanouie et doit garder le lit pendant plusieurs mois.

Peu à peu le calme s'est fait ; aujourd'hui, Madame M. paraît à peine une constitution délicate, et cependant depuis l'accident qui a brisé son existence, elle a des troubles gastriques très accusés.

Douée d'une finesse d'observation remarquable, cette malade nous fait une description très-exacte de ses maux. C'est une peinture fidèle de la dyspepsie flatulente.

« Le matin, nous dit-elle, est la meilleure partie de ma journée. A 11 heures je me mets à table sans appétit comme sans dégoût, je mange peu ; j'avoue que souvent je mangerais davantage, si je ne savais pas ce qui m'attend après le repas. Le déjeuner est à peine terminé que j'éprouve de la somnolence, des baillements continuels, une sensation de poids au creux de l'estomac, et bientôt un gonflement qui rend mon corsage trop étroit. Cet état m'anéantit. Rien ne me tente, je reste inerte sur ma chaise avec l'envie d'aller me reposer sans avoir le courage de me lever. Puis surviennent des bourdonnements d'oreilles et des palpitations ; le cœur ne bat pas très vite, mais je sens des battements forts qui retentissent douloureusement dans toute la poitrine. Ce n'est que vers 5 h. que le soulagement se fait avec des eructations gazeuses, inodores et sans effort. Après ces renvois, l'anxiété cesse, la tête se dégage, l'esprit et le corps sont plus dispos et le bien-être se rétablit jusqu'au dîner. Ah, si je pouvais donc vivre sans manger ! Dans la soirée, les mêmes malaises reparaissent pour se prolonger dans la nuit que je passe blanche ou dans un sommeil lourd et agité ; au réveil je sens que j'aurais encore besoin de repos ; c'est au moment de me lever que je voudrais dormir encore. »

Nous avons examiné cette malade avec le plus grand soin ; nous n'avons eu à relever aucune complication, ni du côté du cœur ni du côté d'autres organes importants.

Pas de vomissement, pas de constipation, jamais de fièvre.

L'estomac, à notre premier examen, nous a paru dépasser ses limites naturelles ; mais les jours suivants nous avons pu constater que cette dilatation n'était pas permanente. Nous n'avions donc à faire qu'à une dyspepsie flatulente. Du reste le diagnostic ne pouvait être douteux, cette malade se présentait à nous avec les ordonnances d'un maître, du Docteur Dieulafoy.

Nous avons soumis ce cas à un régime sévère, réglant les moindres détails qu'il serait trop long de répéter ici.

Tous les matins, douche froide avec massage.

Avant le déjeuner, de 9 à 10 heures, eau Cachat à dose apéritive.

Dans l'après-midi, vers 4 heures, promenade à pied à Petite-Rive ou à Amphion, demi verre d'eau ferrugineuse.

Après 15 jours de ce traitement que nous ne faisons qu'exquisser, Mme M. obtient une amélioration notable.

Encouragée par ce résultat qu'elle n'osait espérer, elle se décide à rester ici pendant deux mois. Avant de partir elle nous disait : *Il y a bien longtemps que je n'ai pas digéré aussi bien ; je crois qu'Evian m'a tout à fait guérie.*

Dyspepsie acide.

M. R., célibataire, 39 ans, mène depuis l'âge de 18 ans une vie de bureau avec mille préoccupations intellectuelles et une lourde responsabilité. L'heure de ses repas varie beaucoup et souvent il est obligé de travailler en sortant de table; de plus, il a contracté la déplorable habitude de manger très vite et de lire en mangeant.

Il avoue quelques abus de tabac et de rares excès alcooliques.

Dans ses antécédents héréditaires ou pathologiques, il n'y a rien à relever.

Il y a cinq ans M. R. a commencé à éprouver des troubles digestifs auxquels il n'a d'abord accordé aucune attention. Mais bientôt, comme la gêne s'accompagnait d'une douleur vive, revenant par intervalles plus rapprochés la nuit que le jour, il a dû s'en inquiéter et suivre un et même plusieurs traitements qui n'ont procuré qu'une amélioration de courte durée.

Depuis deux mois, il reçoit les soins d'un des premiers médecins de Marseille qui l'a envoyé à Evian.

M. R. nous apprend que depuis l'automne dernier, son état a empiré; il a maigri, ses forces s'en vont et il a pris un caractère chagrin, très irritable.

Il se présente à nous avec un visage qui respire la tristesse. Nous remarquons son teint olivâtre, son haleine qui exhale une odeur acescente très prononcée, et un état saburral de la langue.

Il nous déclare qu'il n'a pas perdu l'appétit et que la soif est plutôt augmentée. Après le repas, il éprouve souvent de fortes coliques qui durent quelques minutes et se terminent par une selle abondante, diarrhéique.

Dans la soirée, il souffre de la tête et il est rare qu'il n'ait pas des régurgitations alimentaires qui laissent au gosier une sensation de brûlure.

Nous procédons à un examen complet qui localise toute la maladie dans l'estomac et ne nous laisse qu'un très léger soupçon pour le sommet droit. L'absence de toux et l'apyrexie nous tranquillisent à ce sujet.

C'est donc une dyspepsie acide que nous avons à traiter.

Notre premier soin est de fixer le nombre des cigares quotidiens; nous recommandons l'exercice et pour obliger notre dyspeptique à rester plus de dix minutes à table selon son habitude, nous lui imposons la table d'hôte.

Le matin il remplacera son café noir traditionnel par une tasse de lait étendu d'eau;

A 9 heures douche écossaise;

3 à 4 verres le matin, 1 à 2 le soir.

Pendant les premiers jours, l'état reste le même, le malade s'impatiente et parle de départ. Mais le 10me jour, un léger mieux se fait sentir et à partir de ce jour, c'est une marche incessante vers la guérison, comparable à ces convalescences qui marchent régulièrement et dans lesquelles chaque jour amène un progrès.

M. R. récupère son embonpoint et ses forces. De temps en temps il a encore ce qu'il appelle le brûle-cou, mais il avoue que c'est lorsqu'il oublie nos prescriptions.

Un jour nous l'avons surpris en flagrant délit de Madère et de petits gâteaux.

Que voulez-vous, Docteur, avec votre eau je ne peux plus attendre le déjeuner : *Plus je bois, plus j'ai faim !*

M. R. avait mis quarante jours pour arriver à ce résultat de gaîté et de santé qu'il a emportées d'Evian, et cela avec l'aide de l'hydrothérapie et du régime, à l'exclusion de toute espèce de médicaments.

Entérite chronique.

M. H. 45 ans.

Les antécédents héréditaires sont assez tristes ; la mère est morte jeune, d'une tuberculose pulmonaire, le père a succombé à une maladie de foie, à l'âge de trente-six ans.

Pendant sa jeunesse, M. H. a souffert de maux de gorge qui ont nécessité des cautérisations multiples. A vingt-six ans, il a la fièvre typhoïde et depuis, il devient sujet à la migraine, à des douleurs vagues que ramènent les variations atmosphériques.

A plusieurs reprises il a eu des troubles du côté des voies urinaires, et à ce propos, il a entendu prononcer les noms de cystite, de néphrite.

L'extérieur de M. H. dénote plutôt la santé. Nous remarquons un certain embonpoint et une alopecie très accusée qu'il attribue à des sueurs faciles, profuses, mais dont la forme laisse deviner un fond d'arthritisme.

Ce malade est envoyé à Evian pour une diarrhée qu'il a depuis *neuf* ans.

L'appétit est conservé, la digestion est facile ; mais quatre, cinq, même sept fois dans les vingt-quatre heures il est obligé d'aller à la garde-robe.

Le besoin est pressant, mais il est rare qu'il s'accompagne de coliques.

Les évacuations, liquides, sont tout-à-fait celles du catarrhe intestinal.

Une exploration complète ne découvre rien. C'est à peine si la pression abdominale réveille une sensibilité quelque peu plus grande..

L'urine est normale.

Un régime particulier, l'eau en boisson, de grands bains sulfureux suivis de frictions sèches, constituent le traitement.

M. H. n'a pas pris plus de douze verres par jour.

Pendant les huit premiers jours, l'influence de l'eau ne s'est traduite que par une diminution des selles qui étaient moins fréquentes, mais dont les caractères restaient les mêmes, et par l'apparition du sable urique dans les urines.

Le onzième jour les fèces ont changé de consistance et sont devenues moins liquides.

Le seizième jour, M. H. a eu une selle normale, bien moulée. *C'était la première depuis neuf ans !*

Depuis ce jour, l'intestin a repris ses anciennes fonctions qui n'ont été interrompues pendant la cure que par de rares irrégularités.

Chez M. H., l'Eau d'Evian a mis en lumière la cause de ce flux intestinal chronique qu'elle a fait cesser en s'attaquant à la diathèse génératrice.

Coliques hépatiques. — Ictère.

M. Charles B. âgé de 31 ans, grand, fort et bien constitué, mène une vie régulière, toute de travail.

Il ne montre aucune tare héréditaire et a joui d'une santé parfaite jusqu'au mois de mai 1884.

A cette époque, il est réveillé vers 2 heures du matin par une douleur violente dons le côté droit. Cette souffrance s'accompagne de vomissements d'abord alimentaires, puis bilieux, et amène une grande prostation.

Au mois de juillet, presque à la même heure, les mêmes symptômes se reproduisent avec plus d'intensité.

Sur les conseils de son médecin, il va passer 15 jours à Vals.

Il se trouve bien de ce séjour et pendant l'hiver il n'éprouve que de rares pincements et quelques maux de tête; il signale aussi une petite éruption autour des oreilles, probablement une poussée eczémateuse.

A la fin d'avril 1885 les coliques reparaissent plus fortes que jamais.

Deux jours après, il ressent de vives démangeaisons qui durent une demi-heure, une heure, cessent et reparaissent. Au bout de huit jours cette urticaire s'en va, mais le corps prend une teinte jaune très prononcée, qui persiste.

Sur l'avis d'un de ses voisins qui a été très satisfait de nos eaux, il se décide à venir à Evian.

Nous constatons un teint ictérique généralisé, un foie qui donne une matité de 0,11 cent., qui dépasse le rebord

7

costal, et qui à ce niveau est sensible à la pression.

Rien au poumon.

L'ausculation cardiaque donne à droite du mamelon, à 0,02 cent. un léger souffle systolique qui n'est pas constant.

L'appétit fait défaut, la digestion est très lente.

Les selles quotidiennes sont grises, argileuses; l'urine, d'un rouge orangé, prend par l'acide nitrique une coloration vert foncé.

M. B. a fait sa cure de la façon suivante :

Tous les matins, grand bain tiède suivi de frictions;

Tous les soirs, douche écossaise en éventail sur la région hépatique, suivie d'une douche en pluie froide très-courte, sur tout le corps.

Eau en boisson, à hautes doses.

Notre malade monte jusqu'à 24 verres, sans éprouver le moindre embarras.

Régime approprié.

Exercice quotidien.

Après 9 jours de ce traitement, les urines devenues claires, d'un jaune pâle naturel, ne répondaient plus au réactif.

Le quinzième jour, les selles avaient perdu leur aspect cendres mouillées, et notre malade avait repris son teint habituel.

Pendant son séjour ici il n'a pas eu de coliques; mais ce n'est pas là le point important de cette observation. Ce que nous voulons faire remarquer, *c'est la disparition rapide d'un ictère tenace.*

Après 23 jours M. B. quittait Evian, sans ictère, avec de l'appétit et une digestion rétablie.

Métrite du Col. — Leucorrhée.

Mme G. a 27 ans.

Il y a 4 ans, après un an de mariage, elle a eu une petite fille. La grossesse a été bonne, les couches ont été très heureuses. Elle a essayé de nourrir, mais au bout de 3 mois, elle a dû renoncer à l'allaitement qui la fatiguait trop et qui lui ôtait toute liberté.

Quelque temps après, au retour d'une soirée pleine d'entrain, le flux menstruel reparaît plus fort que jamais. Elle ne s'en émeut pas du tout. A dater de ce jour cependant, la menstruation qu'elle avait toujours eue régulière depuis l'âge de 15 ans, revient plus abondante et s'accompagne d'une leucorrhée qui persiste jusqu'au mois suivant.

Bientôt elle s'aperçoit qu'elle digère mal ; son appétit s'en va, ses forces diminuent. Elle consulte son médecin à qui par une fausse pudeur elle n'ose avouer que ses maux d'estomac. Elle prend quantité de poudres et d'élixir stomachiques qui ne lui font aucun bien. Aussi elle n'a plus grande foi en la médecine et si elle vient aux eaux, c'est surtout, dit-elle, pour accompagner son mari qui a des coliques néphrétiques.

Avec beaucoup de patience et de fermeté nous parvenons à obtenir un examen complet qui donne la priorité aux lésions utérines.

Mme G. a des apparences trompeuses. Grande, forte, elle semble douée d'une santé robuste; mais c'est un embonpoint terne qui annonce plutôt le lymphatisme; la leucorrhée se trahit dans le cercle bistré qui entoure ses yeux et dans la teinte à peine rosée de ses lèvres, aussi bien que dans cette tristesse résignée répandue sur son visage.

Elle éprouve une lassitude générale et une sensation de pesanteur dans le bas ventre. Quand elle marche ou si elle reste debout longtemps, elle ressent dans la région lombaire et à la partie supérieure des cuisses, une douleur qui devient plus intense aux approches des menstrues.

Il n'y a pas d'irritabilité de la vessie.

Pas de démangeaisons, jamais d'éruption.
Souffle systolique à la base.

L'examen local est très affirmatif.

Pas de déviations utérines, mais un col boursoufflé, augmenté de volume avec une teinte violacée et un aspect vernissé. En écartant les lèvres, on aperçoit une surface granuleuse, d'un rouge vif, qui est plus étendue sur la lèvre supérieure et qui était recouverte par un exsudat blanchâtre, visqueux.

Nous avons promené sur cette ulcération le crayon mitigé que nous avons dû passer quatre fois pendant la cure qui s'est faite dans les conditions suivantes :

A 6 h. Mme G. allait boire une verrée ferrugineuse à Petite-Rive ; cette course matinale lui a toujours parue la partie la plus difficile du programme.

Au retour, grand bain, injections sans pression pendant toute la durée du bain. Après le bain, frictions avec le gant anglais imbibé d'alcool.

Avant le déjeuner, eau à dose apéritive.

Dans l'après-midi, promenade à Amphion, quelques gorgées d'eau ferrée.

Avant le dîner, douche froide très courte.

A la fin de la seconde semaine Mme G. reconnaissait déjà un changement complet dans tout son être, tandis que nous constations du côté de l'ulcère une marche rapide vers la cicatrisation.

Repos au lit et suspension de l'hydrothérapie pendant l'époque mensuelle, qui reprend ses caractères normaux ; trois jours après, reprise du traitement.

Quand Mme G. quitte Evian, elle juge elle-même sa guérison complète.

La menstruation a repris son cours ; plus de leucorrhée.

Les fonctions digestives sont régulières, l'état général est excellent.

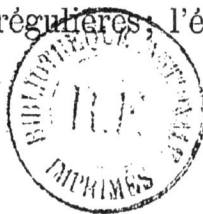

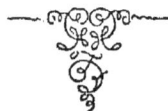

TABLE DES MATIÈRES

PREMIÈRE PARTIE

SECONDE PARTIE

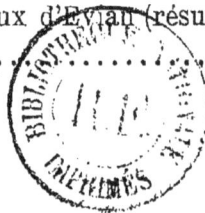

www.ingramcontent.com/pod-product-compliance
Lightning Source LLC
Chambersburg PA
CBHW071520200326
41519CB00019B/6018